SCHRIFTEN AUS DEM GESAMTGEBIET DER GEWERBEHYGIENE

HERAUSGEGEBEN VOM INSTITUT FÜR GEWERBEHYGIENE IN FRANKFURT A. M.

NEUE FOLGE. HEFT 5

Die Frühdiagnose der Bleivergiftung

Drei Referate von

Dr. L. Teleky, Wien · Dr. H. Gerbis, Thorn

Prof. Dr. P. Schmidt, Halle a. d. S.

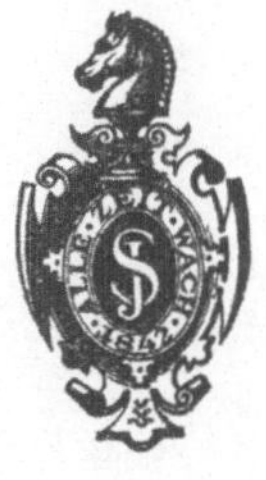

Springer-Verlag Berlin Heidelberg GmbH

1919

Inhaltsverzeichnis.

Copyright by Springer-Verlag Berlin Heidelberg 1919
Ursprünglich erschienen bei Julius Springer in Berlin 1919

ISBN 978-3-662-34345-6   ISBN 978-3-662-34616-7 (eBook)
DOI 10.1007/978-3-662-34616-7

Vorwort.

In der am 4. Mai 1912 abgehaltenen Sitzung des Großen Rates des Instituts für Gewerbehygiene hatte Herr Privatdozent Dr. Ludwig Teleky-Wien ein Referat über „Die ärztliche Überwachung und Begutachtung der in Bleibetrieben beschäftigten Arbeiter" erstattet.*) Die den Ausführungen folgende Diskussion lief auf die Frage hinaus: „Wie kann die Aufnahme von Blei in den menschlichen Körper nachgewiesen werden, ehe dieses direkte Krankheitserscheinungen verursacht hat", mit anderen Worten: „Ist eine Frühdiagnose der Bleikrankheit möglich". Um die Erörterung dieser Frage auf eine möglichst breite und sichere Grundlage zu stellen, wurden die Telekyschen Ausführungen einer großen Anzahl Blei erzeugender und verarbeitender Werke zugänglich gemacht mit der Bitte, sie den ihre Arbeiter behandelnden Ärzten zur Äußerung vorzulegen. Von den angegangenen Werken haben sich folgende zur Mitarbeit im erbetenen Sinne bereit erklärt und die Veröffentlichung der durch sie vermittelten ärztlichen Gutachten gestattet:

Accumulatoren-Fabrik, Aktiengesellschaft, Hagen i. W.

Aktien-Gesellschaft des Altenbergs (Vieille-Montagne) für Bergbau und Zinkhüttenbetrieb, Oberhausen.

Aktiengesellschaft für Bergbau, Blei- und Zinkfabrikation zu Stolberg und in Westfalen, Aachen.

Aktiengesellschaft für Zinkindustrie vorm. Wilh. Grillo, Hamborn.

Bensberg-Gladbacher Bergwerks- und Hütten-Aktien-Gesellschaft Berzelius.

Bergdirektion Przibram.

Bleiberger Bergwerks-Union Klagenfurt.

Bleihütte Call, G. m. b. H., Call.

Communion Hüttenamt Oker.

Generaldirektion der Grafen Henckel von Donnersmarck, Beuthen, Carlshof.

Gewerkschaft Mechernicher Werke, Mechernich.

Gottfried Hagen, Köln-Kalk.

Hüttenamt Friedrichshütte, Oberschlesien.

Hüttenamt Selmerzbanya, Ungarn.

Hüttenwerke L. Wilh. Kayser u. Co., A.-G., Berlin.

---

*) Veröffentlicht im „Protokoll der Sitzung des Großen Rates des Instituts für Gewerbehygiene", Berlin 1912. Polytechnische Buchhandlung A. Seydel.

Märkisch-Westfälischer Bergwerks-Verein, Lethmathe.
Mansfeldsche Kupferschiefer bauende Gewerkschaft, Eisleben.
Metallhütte Aktiengesellschaft, Duisburg-Wanheim.
Oberbergamt Clausthal.
Oberhüttenamt Freiberg, Sa.
Oberschlesische Zinkhütten-Aktiengesellschaft, Kattowitz, O.-S.
Rheinisch-Nassauische Bergwerks- und Hütten-Aktien-Gesellschaft,
    Stolberg.
Société Anonyme des Usines à Zinc de Hambourg.
Usine de Desargentation, Hoboken-lez-Anvers.
Westdeutsche Bleifarbenwerke Dr. Kalkow, G. m. b. H., Offenbach a. M.

Außerdem trat das Institut für Gewerbehygiene noch an eine Reihe
von Ärzten heran, die durch besondere Vertrautheit mit dem Thema
zur Mitarbeit besonders geeignet erschienen. Insgesamt haben die in
folgender Liste verzeichneten Herren an der Umfrage sich beteiligt:

Dr. Bachfeld, Sanitätsrat, Offenbach a. M., Öhlerwerk.
  „ Beyer-Oranienburg, Hüttenwerke C. Wilh. Kayser & Co.
  „ Blum, Professor, Frankfurt a. M.
  „ Böttrich, Sanitätsrat, Akkumulatorenfabrik A.-G., Hagen i. W.
  „ Carozzi, Professor, Mailand, Klinik der Arbeiterkrankheiten.
  „ Curschmann, Fabrikarzt, Greppin-Werke, A.-G. für Anilin-
      Fabrikation.
  „ Dreschke, Medizinalrat, Oberhüttenamt, Freiberg i. Sa.
  „ Frey, Kreisarzt, Tarnowitz (Oberschlesien).
  „ Gamerschlag-Kochlowitz, Oberschlesische Zinkhütten A.-G.,
      Kattowitz.
  „ Gerbis, ehem. Badische Anilin- u. Soda-Fabrik, Ludwigshafen.
  „ Glaser, Sanitätsrat, Oberschl. Zinkhütten A.-G., Kattowitz.
  „ Haase, Antonienhütte, Generaldirektion der Grafen Henckel
      v. Donnersmarck-Beuthen.
  „ Hille, Knappschaftsarzt, Clausthal, Oberbergamt Clausthal.
  „ Holtzmann, Obergewerbeinspektor, Privatdozent, Karlsruhe.
  „ Hübner, Knappschaftsarzt, Oker, Oberbergamt Clausthal.
  „ Jakob, Sanitätsrat, Knappschaftsarzt, Oberbergamt Clausthal.
  „ Isermeyer, Knappschaftsarzt, Oberbergamt Clausthal.
  „ Kellendonk, Sanitätsrat, Mechernich, Gewerkschaft Mecher-
      nicher Werke.
  „ Koelsch, Reg.- und Medizinalrat, Landesgewerbearzt, München.
  „ P. Krämer, Adbach, Akkumulatorenfabrik A.-G., Hagen.
  „ J. Kramer, Asbach, Akkumulatorenfabrik A.-G., Hagen.
  „ Kranenburg, Mediziner der Zentral-Arbeitsinspektion, s'-Gra-
      venhage (Holland).
  „ Legge, Medical Inspector of Factories, Home Office, London.
  „ Lewinsky, Kreisarzt, Mansfeld, Mansfelder Kupferschiefer
      bauende Gewerkschaft in Eisleben.
  „ Mulert, Oberhüttenamt Freiberg i. Sa.

Dr. Müller, Geh. Sanitätsrat, Bensberg, Bensberg-Gladbacher Berg-
        werks- und Hütten-A.-G. „Berzelius".
„ Pichler, Bleiberger Bergwerks-Union, Klagenfurt.
„ Rambousek, Professor, Ober-Bezirksarzt, Prag.
„ Reuland, Metallhütte A.-G-, Duisburg-Wanheim.
„ Rosenträger, Niederbobritzsch, Oberhüttenamt Freiberg i. Sa.
„ Schenk, Wilmersdorf, Akkumulatorenfabrik A.-G., Hagen i. W.
„ Schmerl, Oranienburg, Hüttenwerke C. Wilh. Kayser & Co.
„ P. Schmidt, Professor, Direktor des Hygienischen Instituts
        der Universität Halle.
„ Schönfeld, Leipzig, Vertrauensarzt der Ortskrankenkasse Leipzig.
„ Schröder, Radzionkau, General-Dir. der Grafen Henckel von
        Donnersmarck-Beuthen.
„ Schüler, Friedrichshütte, Hüttenamt Friedrichshütte, Frei-
        berg i. Sa.
„ Schulte, Sanitätsrat, Kalk, Gottfried Hagen, Köln-Kalk.
„ Teleky, Dozent, Wien.
„ Weber-Call, Bleihütte Call, G. m. b. H.
„ Weidauer, Neuberthelsdorf, Oberhüttenamt Freiberg i. Sa.
„ Wessel, Sanitätsrat, Knappschaftsarzt, Lautenthal, Oberberg-
        amt Clausthal.

Die eingegangenen Äußerungen wurden von Herrn Privatdozenten
Dr. L. Teleky, Wien, Herrn Dr. Gerbis, damals an der Badischen Anilin-
und Sodafabrik in Ludwigshafen, und Herrn Professor Dr. Paul Schmidt,
Direktor des Hygienischen Instituts der Universität Halle, in drei
ausführlichen Referaten besprochen, deren Ergebnisse von Herrn Dr.
L. Teleky in einem Schlußwort zusammengefaßt wurden. Diese Arbeiten lagen fast vollkommen abgeschlossen vor, als der Krieg aus-
brach, durch den diese wie so manche andere Arbeit einen Aufschub
erlitt.

All den industriellen Werken und den mitarbeitenden Ärzten spricht
das Institut auch an dieser Stelle seinen wärmsten Dank aus. Es
hofft, mit diesem Beitrag zur Frühdiagnose der Bleikrankheit einen
weiteren Stein beigetragen zu haben zum Aufbau der wissenschaftlichen Erkenntnis der Gewerbekrankheiten, und zwar einen nicht un-
wichtigen Baustein wegen des praktischen Nutzens, den eine früh-
zeitige Erkennung der Bleikrankheit mit sich bringt. Wird es durch
sie doch in vielen Fällen ermöglicht werden, die ernsthafte Erkrankung eines Arbeiters zu verhüten, indem man nach Feststellung der
Bleiaufnahme ihm Gelegenheit zur Ausscheidung des Bleies gibt, ohne
daß er neue Mengen dieses Giftes aufnehmen kann. Auf welche
Weise man diese Gelegenheit schafft, durch Beschäftigung in bleifreien Teilen des Betriebes, durch Arbeit in freier Luft, durch zeit-
weise Beurlaubung oder etwa durch Unterbringung in besonderen
Erholungsstätten — das ist eine Sache der Praxis und gehört nicht
in den Rahmen der vorliegenden medizinischen Abhandlung.

Freilich: alles kann man auch von der Frühdiagnose der Bleierkrankung nicht verlangen. Vollkommen verhüten wird auch sie diese nicht. Man wird von den Methoden ärztlicher Untersuchung keine absolute Sicherheit fordern können. In einem Brief an das Institut für Gewerbehygiene schreibt Professor Dr. P. Schmidt, Halle: „Bei den proponierten Kardinalsymptomen bin ich mir vollkommen bewußt, daß Versager vorkommen mögen. Aber ebenso klar bin ich mir, daß wir in einer großen Zahl von Fällen, die anders nicht zu entscheiden sind, doch zu einem positiven, objektiven Ergebnis kommen. Der Arbeiter muß sich eben mit dem Mikroskop und der chemischen Analyse als unparteiischen Gutachtern zufrieden geben, selbst wenn hier und da ein Mißgriff vorkommen sollte. Und er wird es auch. Ich erinnere immer wieder an den Vergleich mit der Wassermannschen Reaktion auf Syphilis, wo die Dinge durchaus ähnlich liegen. Nur wenn der Wassermann stark genug ist, und wenn Malaria, Lepra, Fleckfieber, Scharlach und einige andere Krankheiten auszuschließen sind, ist er beweisend. Wenn er negativ ist, kann es immer noch die Syphilis sein, aber die Wahrscheinlichkeit ist nicht groß. Wir sind aber in der Biologie schon dankbar für Wahrscheinlichkeit. Biologie ist keine Mathematik.“

Frankfurt a. M., September 1919.

Institut für Gewerbehygiene.

Bleivergiftung.

Referat über das Ergebnis der vom Institut für Gewerbehygiene veranstalteten Umfrage. Unter Zugrundelegung meines in der Sitzung des Großen Rates gehaltenen Vortrages.

Von

Dozent Dr. Ludwig Teleky, Wien.

Ich bin dem Institut für Gewerbehygiene zu großem Danke dafür verpflichtet, daß es meinen, in der Sitzung des Großen Rates vom 4. Mai 1912 gehaltenen Vortrag an eine große Reihe von Firmen der Bleiindustrie und eine große Anzahl von in Bleibetrieben tätigen Ärzten, sowie an eine große Reihe namhafter Fachleute versandt hat. Dadurch hat es nicht nur meinen Ausführungen gerade in jenen Kreisen, für die dieselben in erster Linie bestimmt sind, weite Publizität verliehen, sondern es hat durch die damit verbundene Umfrage eine große Menge zum Teil sehr schätzenswerten Materials zur Frage der Verhütung und Frühdiagnose der Bleivergiftung gesammelt, über das eine kurze Übersicht zu geben Aufgabe der folgenden Ausführungen sein soll. Der Umstand, daß das Institut außer mir auch andere Herren mit der Bearbeitung dieses Materials betraute, enthebt mich der Verpflichtung, ängstlich jede mir noch so wertlos erscheinende Äußerung der Objektivität halber insbesondere dann registrieren zu müssen, wenn sie eine andere als die von mir vertretene Ansicht ausspricht. Ich kann vielmehr hoffen, daß, wenn nach anderer Auffassung ihr doch vielleicht irgendeine Bedeutung zukommen könnte, sie in den Ausführungen meiner Korreferenten die ihr gebührende Beachtung finden wird. Der Leser wird ja dann in der Lage sein, sich ein vollkommen objektives Urteil über das ganze Material und auch darüber, wie weit ich eventuell nicht genügend objektiv in der Beurteilung desselben bin, zu bilden.

Was zunächst das **Grundprinzip** meiner Ausführungen: ärztliche Untersuchung der Bleiarbeiter und eventuell darauffolgender Ausschluß von der Bleiarbeit anbelangt, so ist es ja selbstverständlich, daß kein einziger der sachverständigen Herren, deren Ausführungen mir hier zur Besprechung zur Verfügung gestellt wurden, sich gegen dieses Grundprinzip ausgesprochen hat. Ist dies Prinzip doch heute so allgemein anerkannt und so vielfach erprobt, daß nur vollständige Unwissenheit auf ärztlichem und gewerbehygienischem Gebiet, sowie vollständige Unkenntnis der Arbeiterschutzgesetzgebung, — oder vollkommen verblendete Voreingenommenheit sich gegen dieses Prinzip wenden könnten.

Hingegen ist von manchen Seiten die Schwierigkeit richtiger Wertung der einzelnen Frühsymptome betont worden, aber auch der hierin am weitesten gehende (Dr. Pichler-Klagenfurt) zieht daraus nur den Schluß, daß „ihre Wertschätzung einem spezial erfahrenen Arzte überlassen" werden muß.

Wie verhält es sich nun mit dieser Schwierigkeit? Da muß vorausgeschickt werden, daß ärztliche Diagnosen im allgemeinen überhaupt kein Kinderspiel sind, daß man Krankheiten nicht so diagnostiziert, wie man Käfer oder Schmetterlinge nach einem vorgeschriebenen Schema „bestimmt", daß dazu ein ärztlich geschulter Blick und ärztliche Erfahrung gehört. Ich habe schon in meinem Vortrag gesagt: „Bei kaum einer Krankheit gibt es ein Symptom, das wir nur gerade bei dieser einen Krankheit, hier aber in allen Fällen und gar noch frühzeitig antreffen. . . . . Stets müssen wir gerade bei initialen Stadien unsere Diagnose auf Grund der Zusammenfassung verschiedener Symptome, auf Grund des klinischen Gesamtbildes stellen — dies gilt ebenso für Bleivergiftung, wie für andere Krankheiten."

Es ist vollkommen unmedizinisch gedacht, wenn man jedes einzelne Symptom hernimmt und nun konstatiert: dieses Symptom kommt nicht immer vor, dieses kommt nicht immer vor, jenes auch nicht immer — folglich ist die Diagnosenstellung ungeheuer schwierig. — Diese Schlußfolgerung ist an sich schon ganz falsch; die richtige Schlußfolgerung wäre: es kann demnach vereinzelt und ausnahmsweise Fälle geben, bei denen die Diagnose sehr schwierig oder nicht zu stellen ist: das sagt aber gar nichts darüber, ob die Diagnose in der weitaus überwiegenden Mehrzahl der Fälle leicht zu stellen ist. Wenn wir in 1 oder 2 oder 5% der Fälle die Diagnose nicht zu stellen vermögen, so folgt daraus noch gar nicht, daß wir nicht in den restlichen 95% der Fälle möglichst frühzeitig die Diagnose stellen und auf Grund der Diagnose unsere prophylaktischen Maßregeln treffen können. Es ist aber Tatsache und wurde auch in meinem Vortrag erwähnt, daß in seltenen Fällen schwere Krankheitserscheinungen ohne alle Vorzeichen auftreten.

Dr. Pichler-Klagenfurt schreibt: Selbst typische Bleikoliken zuweilen, stets aber die wenigen hier beobachteten Lähmungen und die einzige in den letzten Jahren aufgetretene Encephalopathie haben gleich ohne mahnende Vorerscheinung plötzlich ihren Anfang genommen.

Hübner-Oker: Schließlich muß ich noch erwähnen, daß in einigen seltenen Fällen sich ganz schleichend und allmählich, ohne Anfangserscheinungen, schwere Störungen auf Grund von Bleivergiftung entwickeln, welche also durch keinerlei prophylaktische Untersuchungsmaßnahmen verhindert werden können. Manchmal wird man durch eine Bleikolik überrascht, welche sich als das erste Zeichen der Bleiaufnahme und Bleivergiftung manifestiert; meist wird es sich aber um Gesundheitsschädigungen anderer Art, besonders Nierenerkrankungen und Gefäßveränderungen handeln.

Solche Fälle aber sind seltene Ausnahmen und sie werden zweifellos um so seltener sein, in je kürzeren Intervallen die ärztliche Untersuchung vorgenommen wird, je genauer der Arzt untersucht, je größer seine Erfahrung und seine Gewissenhaftigkeit.

Weil unter 100 Arbeitern, die kurz vor Ausbruch einer Bleierkrankung stehen, eine kleine Anzahl — ich schätze diese Zahl auf 2 — sich befinden, bei denen Vorzeichen der drohenden Erkrankung nicht zu erkennen sind, oder weil unter 100, die solche Anzeichen darbieten, sich eine Anzahl — ich schätze 10 — befinden, die trotz der vorhandenen Anzeichen und Berücksichtigung aller anderen Momente auch bei weiterer Bleiaufnahme nicht bald erkranken würden — sind deshalb Maßregeln, die allen übrigen zugute kommen, zu unterlassen?

Man sehe im übrigen, wie es sich bei der Diagnosenstellung anderer Krankheiten, die in der öffentlichen Gesundheitspflege eine große Rolle spielen, verhält.

Man zergliedere den Symptomenkomplex irgend einer anderen Krankheit: beim Scharlach kann ein Exanthem (Hautausschlag) ganz fehlen, oder wegen seiner Flüchtigkeit nicht zur Beobachtung gelangen, eine Rachenerkrankung kann ganz fehlen. Das Fieber kann ganz gering und vorübergehend sein. Bei Lungentuberkulose fehlen im Anfangsstadium sehr häufig die Bazillen im Auswurf; der Prozeß muß nicht in allen Fällen an der Lungenspitze beginnen, findet man aber bei jemandem Veränderungen an der Lungenspitze, so müssen sie nicht immer tuberkulöser Natur sein. Fieber ist im Anfang meist nicht vorhanden, Husten kann fehlen usw. — kurz, es ist ganz leicht, dem Laien zu zeigen und es ist sogar ein Korn Wahrheit darin, daß die Diagnose jeder Krankheit ungeheuer schwierig ist.

Natürlich ist es mit der Bleivergiftung wie mit jeder anderen Erkrankung: wer sie nur aus dem Buche kennt, dem wird die Diagnosenstellung größere Schwierigkeiten machen als dem erfahrenen Praktiker.

Erfahrener Praktiker aber kann jeder werden, der über die nötigen Vorkenntnisse und den guten Willen verfügt, wenn ihm reichlich Gelegenheit geboten ist, Erfahrungen zu sammeln.

Wenn ein Amtsarzt das erstemal derartige Untersuchungen macht, werden sie ihm dieselben Schwierigkeiten bereiten, wie dem neuernannten Fabriksarzt.

Der Amtsarzt, dem eine Anzahl von Betrieben zur Aufsicht anvertraut ist, wird bald reichlichere Erfahrungen sammeln als der Vertrauensarzt eines einzelnen dieser Betriebe.

Es ist auch wahrscheinlich, daß der Amtsarzt mehr Sorgfalt darauf verwenden wird als dieser; jedenfalls kann seine vorgesetzte Behörde ihn zu größerer Sorgfalt verhalten. Wie wenig aber einzelne Fabrikärzte fähig und geeignet sind, die richtige Diagnose zu stellen, geht wohl deutlich aus manchem der eingelaufenen Berichte hervor —, von denen, die über eine ganz merkwürdig geringe Zahl von Bleivergiftungen berichten, ganz zu schweigen: vielleicht sind die Einrichtungen wirklich so sehr gute! aber ein Hüttenarzt einer Zinkhütte hat in 25 Jahren keinen einzigen Fall von Bleivergiftung feststellen können, in einer anderen Zinkhütte sind niemals Bleivergiftungen festgestellt worden — da muß man doch eher an der Fähigkeit oder dem Willen, Bleivergiftung zu diagnostizieren, zweifeln, als an die so uneingeschränkte Fähigkeit, Bleivergiftung zu vermeiden, glauben.

Wenn Dr. Holtzmann-Karlsruhe sagt: „Tatsächlich aber werden sie (die Untersuchungen) von einem am Orte ansässigen praktischen Arzte vorgenommen, der sich damit begnügt, die Arbeiter nach ihrem Gesundheitszustand zu fragen und vielleicht das Zahnfleisch zu inspizieren". Danach wird der stereotype Satz: „sämtliche Arbeiter gesund befunden" im Kontrollbuch eingetragen, vielleicht wird bei einem auch einmal ein geringer Bleisaum vermerkt, ohne daß daraus weitere Konsequenzen entstünden. Die technische Seite des Betriebes ist den Untersuchungsärzten meist unbekannt und wenn, wie ich bestätigen kann, die Verhältnisse oft tatsächlich so sind, so muß man Holtzmann auch in seinen weiteren Schlußfolgerungen „dem Wert dieser periodischen Untersuchungen in Bleibetrieben stehe ich sehr skeptisch gegenüber und eine Vermehrung der Untersuchungstermine schiene mir als eine nicht gerechtfertigte Belastung der Industrie, solange nicht eine besondere wissenschaftliche Qualifikation des Arztes garantiert wäre", voll beistimmen und eben nur suchen, die Garantien für diese Qualifikation zu schaffen. Soll die Untersuchung tatsächlich und zweckentsprechend ausgeführt werden, so muß meiner Meinung nach mit dem gegenwärtigen System, das sich ebenso wie in Baden auch anderwärts so wenig bewährt hat, gebrochen werden. Es darf nicht weiter dem Fabrikanten überlassen werden, wen er mit der Untersuchung (eventuell unter der Genehmigung der Polizeibehörde) betrauen will, sondern es muß die Organisation dieser Überwachung von Staatswegen in die Hand genommen werden. Nur dann kann dafür gesorgt werden, daß die Forderung Holtzmanns in Erfüllung gehe: „Vor allem dürfen nur solche Ärzte mit diesen Untersuchungen betraut werden, die mit ärztlichen und technischen Spezialkenntnissen ausgerüstet sind und denen womöglich die zur genauen Untersuchung (basophile Granulation der Blutkörperchen, Haematoporphyrinurie) nötigen Hilfsmittel zu Gebote stehen," was am besten durch Übertragung dieser Aufgaben an womöglich besonders nach dieser Richtung hin ausgebildete Amtsärzte geschehen kann. Über die Bedeutung genannter Hilfsmittel für die Diagnosenstellung — die ich im allgemeinen nicht so sehr hoch einschätze — soll später gesprochen werden. Hier sei nur darauf hingewiesen, daß die nötigen Hilfsmittel aus einem Mikroskop und einem Taschenspektroskop bestehen — also keineswegs aus Einrichtungen, die nicht heute schon jeder Amtsarzt besitzen sollte.

Wenn Pichler-Klagenfurt sagt, die Begutachtung „muß einem spezialerfahrenen Arzte überlassen werden, der aber dabei von allen

Nebenrücksichten auf die Folgen seines rein ärztlichen Urteils losgelöst sein muß (sowohl der Regierung, wie der Unternehmung oder dem Arbeiter gegenüber) ganz insbesondere solcher materieller Natur . . .", so ist ihm hierin voll beizustimmen. Da aber das Ideal eines solchen, von der ganzen Umwelt losgelösten Arztes nicht zu finden wäre, so soll der Arzt wenigstens von den Nebenrücksichten auf die Nächstbeteiligten losgelöst sein (Unternehmer und Arbeiter) und nur von der Instanz abhängen, die, wie wir wohl annehmen müssen, nur ein objektives Interesse an der Gesunderhaltung der Arbeiter hat — von der Regierung, er soll Amtsarzt sein.

Pichler allerdings sucht die beste Bürgschaft für Spezialerfahrung und Unabhängigkeit „im von der Unternehmung bestellten Inspektionsarzte, als rein beratendem Referenten für Sanitätsfragen". Ich verweise in Bezug auf Spezialerfahrung auf die zwei oben zitierten Beispiele, in Bezug auf Unabhängigkeit auf die zahlreichen Beispiele, die ich in dem Zentralblatt für Gewerbehygiene 1913, Heft 7, gebracht habe.

Bemerkt sei noch, daß Pichler einen besonderen Vorteil der von ihm innegehabten und als System von ihm vertretenen Stellung eines Inspektionsarztes darin sieht, daß er kein Verfügungsrecht, sondern nur eine Antragspflicht (an die Unternehmung) hat.

Für den Arzt ist es gewiß um so bequemer, je weniger Verantwortung er zu tragen hat; — daß es aber für den Gesundheitsschutz der Arbeiter um so besser ist, je weniger er anordnen kann, je mehr die Durchführung seiner Vorschläge von dem guten Willen anderer abhängig — das wage ich zu bezweifeln. Ich fürchte sogar, daß — wenn dieser gute Wille fehlt — der Arzt sehr bald in seinem Eifer nachlassen, wenn er dies aber nicht tut, in die Gefahr kommen wird, eine wenig würdevolle Rolle zu spielen.

Schueler-Friedrichshütte schreibt: „In gewissenhafter Durchführung genannter Prinzipien halte ich es für unbedingt angezeigt, daß die Untersuchungen von einem Arzte vorgenommen werden, der den Betriebsgang des Werkes kennt, der auch zu jeder Zeit in der Lage ist, die einzelnen Betriebsorte zu besuchen und die Arbeiter während der Tätigkeit zu beobachten und zu kontrollieren, ob diese die ihnen gegebenen Vorschriften zur Krankheitsverhütung befolgen.

Der überwachende Arzt muß sich ferner mit den Betriebsleitern in Verbindung setzen können, muß die wirtschaftliche Lage, die Familienverhältnisse der ihm anvertrauten Arbeiter zu erkunden Gelegenheit haben und sich über die ganze Lebensführung der Einzelnen genaue Kenntnis zu verschaffen imstande sein."

Diesen Ausführungen ist wohl voll und ganz beizustimmen. Je mehr der Arzt in alle Verhältnisse des Betriebes und des einzelnen Arbeiters eingeweiht ist, um so besser wird er seines Amtes walten, eine um so segensreichere Tätigkeit entfalten können. Aber nicht die Kenntnis aller Dinge ist gleich wichtig, vor allem wichtig ist die Kenntnis des Betriebes und des Verhaltens des Arbeiters im Betriebe.

Die Kenntnis dieser Dinge wird sich viel mehr und viel eingehender als ein vom Fabriksunternehmer angestellter, ein Amtsarzt verschaffen können, der Kraft seines Amtes das Recht hat, jederzeit und so oft es ihm beliebt, den Betrieb zu besuchen. Über die persönlichen Verhältnisse des Arbeiters allerdings wird dieser, wenn er nicht zugleich praktizierender Arzt ist, sich nicht so leicht orientieren können, wie der Kassenarzt, er wird da nur unvollkommen durch Befragen der Vorarbeiter, Werkführer usw. sich Kenntnis verschaffen können.

Und damit kommen wir zu einem Punkte, in dem der Kassenarzt als Untersuchungsarzt tatsächlich etwas vor dem Amtsarzte voraus hat.

Weber-Call, Hübner-Oker, Mullert-Freiberg, Schulte-Kalk, weisen darauf hin, daß es von Nutzen ist, wenn der Arzt, der die Arbeiter untersucht, sie, ihre Individualität und ihre Verhältnisse, bereits von seiner Tätigkeit als Kassenarzt her kennt und sie auch als Kassenarzt bei Bleivergiftung behandelt. Vor allem diesem letzteren Momente will ich die Bedeutung keineswegs absprechen.

Weber-Call: Der Ansicht des Herrn Dr. Teleky, daß die periodischen Untersuchungen von solchen Ärzten vorgenommen werden sollen, die unabhängig sind vom Arbeitgeber und Arbeitnehmer, also mit anderen Worten weder Kassen- noch Privatpraxis ausüben, wie es in Preußen etwa die vollbesoldeten Kreisärzte sind, kann ich nicht beipflichten. Ich meine, gerade der Kassen- und Privatpraxis treibende Arzt, der die Arbeiter seit Jahren von Haus aus kennt, dem die Gesundheitsverhältnisse, Erblichkeit u. dgl. in der Familie bekannt sind, der die Arbeiter selbst häufig behandelt hat, die Leiden und Gebrechen, kurz die Körperbeschaffenheit der meisten Arbeiter kennt, gerade er ist eher in der Lage, etwa sich einstellende Symptome der Bleivergiftung möglichst früh zu erkennen und richtig zu deuten als der Kreisarzt, der die Arbeiter gelegentlich der periodischen Untersuchungen etwa einmal im Monate sieht.

Ließe es sich vereinen, daß ein gewerbehygienisch geschulter, nach allen Richtungen hin unabhängiger Arzt auch zugleich die Behandlung führt, so wäre dies gewiß die beste Lösung der ganzen Frage; so wie die Dinge aber heute liegen, läßt sich all dies im allgemeinen wohl kaum erreichen und ich sehe (und glaube auch die Gründe hierfür hier und in meinem oben erwähnten Artikel im Zentralblatt für Gewerbehygiene dargelegt zu haben) in der Unabhängigkeit des Arztes eine so unbedingte Voraussetzung seiner ersprießlichen Tätigkeit als Überwachungsarzt, daß meiner Meinung nach man weit eher auf die Vorteile, die sich aus der Verbindung von Überwachung und Behandlung ergeben, als auf die volle Unabhängigkeit verzichten kann.

Es wird auch dem Amtsarzte möglich sein, sich Kenntnisse über die Persönlichkeit des einzelnen Arbeiters zu erwerben, wenn — wie es sich wohl von selbst ergibt, aber doch ausdrücklich als wünschenswert bezeichnet werden soll — stets derselbe Arzt die Untersuchung in einem bestimmten Betriebe vornimmt (Gerbis-Ludwigshafen) und wenn die Intervalle zwischen den einzelnen Untersuchungen kurze sind; dann prägt sich auch das Aussehen des einzelnen Arbeiters dem Arzte ein, so daß er Änderungen leicht bemerkt. (Schulte-Kalk).

Dies wäre schon ein Vorteil der kurzen Untersuchungsintervalle.

Eingefügt sei hier, daß die Angabe Rambouseks (Amtsarzt 1912, Nr. 12), daß der certifying surgeon die Anzeige der von ihm behandelten Gewerbekrankheit, also die Diagnose, zu machen hat, während der Medical-Inspektor diese Tätigkeit zu überwachen und deren Resultate zu sammeln hat, in ihrem ersten auf den certifying surgeon bezüglichen Teile unrichtig ist. Jeder Arzt, also eventuell auch ein certifying surgeon, hat die Anzeige über von ihm behandelte bestimmte gewerbliche Vergiftungen (unter bestimmten Voraussetzungen) zu machen; die vom Arbeitgeber über solche Erkrankung zu erstattenden Anzeigen sind an den certifying surgeon zu richten, der die Erhebungen über den Krankheitsfall zu machen hat, dessen Diagnose (unter gewissen Kautelen) für die Frage der Entschädigung maßgebend ist, der aber als solcher mit der Behandlung des Kranken nichts zu tun hat.

Wie lange das Intervall sein soll, muß sich — wie ich ja auch bereits in meinem Vortrag ausgeführt habe — nach der Art und dem Gefährlichkeitsgrade der Arbeit richten. Zu kurze Intervalle würden — trotz des oben erwähnten Vorteiles und abgesehen von unnützer Belastung und Belästigung durch allzu häufige Untersuchungen — bald dazu führen, daß die Untersuchung zu einer reinen Formsache würde.

Nach ihren Erfahrungen in Akkumulatorenfabriken halten Schulte-Kalk und Böttrich-Hagen achttägige Intervalle für angezeigt. Schenk-Berlin hingegen würde sich mit Untersuchungen einmal im Monat begnügen, wenn Verdächtige in zweiwöchentlichen Intervallen untersucht werden können.

Pichler-Klagenfurt untersucht in der Bleiweißfabrik wöchentlich, in der Miniumfabrik alle 2 Wochen. Schröder-Radzionkau, Haase-Antonienhütte halten im Zinkhüttenbetrieb vierwöchentliche Untersuchung für genügend.

Weber-Call sieht nach seinen in der Bleihütte gemachten Erfahrungen 1 Monat als ausreichend an.

Es geht aber nicht an, aus der Erfahrung bei einer Gruppe Forderungen für die Allgemeinheit aufzustellen, es muß das Intervall in einem gewissen Verhältnis zur Größe der wahrscheinlichen oder möglichen Bleiaufnahme, zur Raschheit, mit der sich bei einer bestimmten Beschäftigung Vergiftungserscheinungen entwickeln können, stehen; es ist nicht angängig, wie dies Böttrich-Hagen tut, nach seinen in Akkumulatorenfabriken gemachten Erfahrungen nun im allgemeinen achttägige Untersuchungsintervalle zu fordern, da in anderen Betrieben infolge anderer Art der Verrichtung und anderer Resorbierbarkeit der angewandten Bleivergiftung die Gefährdung eine geringere ist.

Einer Beachtung wert erscheint mir eine Bemerkung Weidauers-Neuberthelsdorf, aus der hervorzugehen scheint, daß er anfangs häufigere Untersuchungen, bei jenen Arbeitern aber, bei denen sich eine gewisse Toleranz gegen Blei ergeben hat, dann seltenere Untersuchungen für angezeigt halte. Wäre es praktisch nicht so schwer durchführbar und wäre die Gefahr eines Mißbrauches nicht so groß — es ließe sich wohl rechtfertigen, daß die von mir in meinem Vortrag besonders besprochene Gruppe von alten Arbeitern, auf deren Eigenart auch eine Reihe von Ärzten hinweisen (Leute, die mit ganz chronischer

Bleivergiftung behaftet, nur seltener akutere Exacerbationen zeigen), seltener ärztlich untersucht werden als die übrige Arbeiterschaft.

In Polemik gegen Blum-Frankfurt hält Jakob-Klausthal dreimonatliche Intervalle für zu lang; er verlangt möglichst häufige periodische Untersuchung.

Auch andere wenden sich gegen den Vorschlag Blums und insbesondere dagegen, daß er Laien zur Untersuchung heranziehen will. Auch ich halte eine Untersuchung durch Werkführer usw. für wertlos — schon auch wegen ihrer Abhängigkeit, obwohl mir wohl bewußt ist, daß ein verständnisvoller Werkführer oder Werkleiter den Arzt sehr wesentlich unterstützen kann, worauf auch Schenk-Berlin hinweist.

Es würde selbstverständlich erscheinen, daß die Untersuchung der Arbeiter in einem besonderen Raume, der für ärztliche Tätigkeit geeignet, vorzunehmen ist, und daß die Arbeiter zum Zwecke der Untersuchung sich einer wenigstens oberflächlichen Reinigung unterzogen haben.

Eine Anzahl von Ärzten spricht sich auch in diesem Sinne aus (Haase-Antonienhütte, Gammerschlag-Kochlowitz).

Pichler-Klagenfurt hingegen hält die Inspektion während der Arbeit für vorteilhafter „den Arbeiter wie er ist und handelt, zu beobachten" ist dem „Paradeaufmarsche in einem Untersuchungszimmer" vorzuziehen.

Ich glaube, beides ist notwendig: der Paradeaufmarsch im Untersuchungszimmer, der in einem körperlichen Zustande erfolgen muß, der eine ärztliche Untersuchung ermöglicht — und außerdem muß der Arzt öfters den Betrieb, die Arbeiten in demselben und die Arbeiter während der Arbeit besichtigen. Zwei Arten von Überwachung soll der Arzt ausüben — aber beide nicht gleichzeitig.

Über die Wichtigkeit der Untersuchung vor der Einstellung sprechen sich einzelne Ärzte (Schulte-Kalk, Schröder-Radzionkau, Glaser-Kattowitz, Schmerl-Oranienburg) aus. Einer, Isermeyer-Juliushütte, dem während der 2½ Jahre, in denen er Untersuchungsarzt ist, noch nicht eine einzige Bleivergiftung zur Beobachtung kam, verspricht sich von der Aufnahmeuntersuchung nicht soviel als von der Auslese durch die Direktion, da ein persönliches Bekanntsein mit der Bevölkerung von größter Bedeutung ist. „Selbstredend wird bei der Annahme von neuen Arbeitskräften stets große Rücksicht darauf zu nehmen sein, daß Mitglieder aus Familien, die eine große Bleiempfindlichkeit gezeigt haben, nicht zur Anstellung kommen".

Schade, daß sich diese Angabe nicht auf größere Erfahrung und detailliertere Daten stützt; über Familiendisposition für Bleivergiftung ist bisher — soviel ich weiß — nichts bekannt, sie ist aber keineswegs à priori von der Hand zu weisen. Aber selbst ihr Bestehen als unzweifelhaft angenommen — ein Argument gegen die Vornahme ärztlicher Untersuchung vor der Einstellung wäre sie nicht.

Auf welche Symptome hat der Arzt nun bei der Untersuchung zu achten:

Daß subjektive Angaben ganz unverläßlich, wird mehrfach (Schenk-Berlin, Pichler-Klagenfurt) betont; der Arbeiter dissimuliert aus Angst vor Arbeitsausschluß, aber doch fragt Pichler bei der Untersuchung nach subjektiven Beschwerden. Ich konnte beobachten, daß neben Dissimulation auch Simulation oder zumindest Aggravation eine Rolle spielt. Dies waren auch die Gründe, warum ich von einer Besprechung der Erscheinungen der sensiblen Sphäre, die Weidauer-Neuberthelsdorf vermißt, Abstand genommen habe. Nur mit Rücksicht auf die große Bedeutung und die ungünstige Prognose der Encephalopathie sind die nervösen Erscheinungen, die als Zeichen drohender Gehirnerkrankung aufzufassen sind: Kopfschmerz, Schlaflosigkeit — als rein subjektive Symptome zu beachten.

Über diese letzteren soll später gesprochen werden.

Was nun die objektiven Symptome anbelangt, so herrscht über den Wert und die Bedeutung des Bleisaumes für die Frühdiagnose eine fast vollständige Einigkeit. Weber-Call, Hille-Sophienhütte, Hübner-Oker, Schulte-Kalk, Gerbis-Ludwigshafen, Dreschke-Freiberg, Schmerl-Oranienburg, Schenk-Berlin, teilen im wesentlichen meine Ansicht, die ich ja in meinem Vortrage mit genügender Ausführlichkeit dargelegt habe: Der Bleisaum ist ein Symptom der Bleiaufnahme und der Bleianhäufung im Organismus; er kann lange bestehen und besteht bei alten Arbeitern sehr lange, ohne daß es zu einer Erkrankung kommen muß. Anderseits kann er in Fällen von Bleierkrankung fehlen. Sein Vorhandensein ist — bei Fehlen anderer Symptome — nur dann als ungünstiges Vorzeichen anzusehen, wenn er sich auffallend rasch entwickelt hat.

Dr. Weber-Call schreibt:

Auf das Vorhandensein des Bleisaums ist m. E. bei allen langjährigen Arbeitern kein großes Gewicht zu legen; denn ich habe im Laufe meiner 14jährigen Tätigkeit an der hiesigen Bleihütte eine große Zahl Arbeiter kennen gelernt, die 20 und 30 Jahre lang auf der Hütte tätig waren und stets einen starken Bleisaum zeigten, aber niemals bleikrank geworden sind. Von den hiesigen Bleihüttenarbeitern weisen durchschnittlich 15—20% Bleisaum auf, dagegen wurden in den letzten Jahren nur 2—3% durchschnittlich bleikrank. Entwickelt sich aber Bleisaum bei jüngeren Leuten, oder bei älteren Arbeitern, die erst einige Wochen im Bleibetriebe tätig sind, so halte ich ihn für ein sehr ernstes Symptom. Solche Arbeiter sind sofort an weniger gefährlichen Stellen zu beschäftigen. Ebenso sind diejenigen Arbeiter zu entlassen, die, obschon sie in Stellen im Betrieb beschäftigt sind, wo sie eigentlich kaum oder nur in ganz geringem Maße Gelegenheit haben, Blei in sich aufzunehmen, doch über kurz oder lang Bleisaum zeigen; denn von denen kann man mit Bestimmtheit annehmen, daß sie sehr bald bleikrank werden.

Fehlen des Bleisaumes bei wirklich Bleikranken habe ich während meiner Tätigkeit nur selten feststellen können.

Ich möchte aber den Bleisaum als klinisches Symptom doch keineswegs unterschätzt wissen. Er ist im klinischen Gesamtbilde ein leicht erkennbares und deshalb wertvolles Symptom: wir müssen uns nur davor hüten, aus seinem Vorhandensein stets „Ausschluß von Bleiarbeit", aus seinem Fehlen auf Nichtvorhandensein von Bleivergiftung schließen zu wollen. Insbesondere ist es natürlich kein Einwand gegen seine Verwendbarkeit (Rambousek), sowohl im allgemeinen, als speziell für unsere Zwecke, daß in der Literatur sich als Merkwürdigkeit einzelne Fälle finden, bei denen ein ähnlicher Saum durch andere Einflüsse entstanden sein soll; doch sei hier nebenbei bemerkt, daß die Angabe von der Entstehung eines Bleisaumes durch Eisen, die sich in einem bekannten Handbuche (Jaksch) findet, darauf zurückzuführen ist, daß der Verfasser „Bleisaum" bei Schlossern sah; da ihm unbekannt war, daß Schlosser häufig mit Minium zu tun haben, führte er den Bleisaum auf Eisenwirkung zurück.

Interessant sind auch die Daten, die Koelsch-München über das Vorkommen des Bleisaumes bringt:

Dr. Koelsch-München:

Was die Häufigkeit des Bleisaumes betrifft, so fand ich unter 5000 zurzeit arbeitsfähigen Malern bei 590 mehr oder minder ausgeprägten Saum (11,8%); unter denjenigen Malern, welche zurzeit über körperliche (Pb. verdächtige) Beschwerden klagten, zeigte nahezu die Hälfte einen Bleisaum.

Bei 151 zurzeit arbeitsfähigen untersuchten Verbleiern fand sich 113mal ein Bleisaum, und zwar

stark bis deutlich   bei 44,
angedeutet bis schwach „   69

Arbeitern.

Von den untersuchten 44 Verbleier-Taglöhnern zeigten 19 einen Saum verschiedenen Grades.

Bleisaum ist demnach ein relativ häufig vorkommendes und bei einiger Kenntnis kaum zu übersehendes Symptom für „bestehende Bleiaufnahme", aber kein Indikator für eine Bleivergiftung.

Von meiner Wertung des Bleisaumes für unsere Zwecke abweichende Anschauungen wurden nach beiden Richtungen hin geäußert.

Pichler-Klagenfurt schreibt: „Bleisaum, auch sich rasch entwickelnder, besitzt nach meiner Erfahrung keinen Wert." Er steht damit, wie mit manchen anderen seiner Anschauungen im Widerspruch zu fast allen anderen Autoren.

Auf ganz entgegengesetztem Standpunkte steht Böttrich-Hagen (Zentralblatt für Gewerbehygiene 1913): „Der Bleisaum ist daher nicht nur als Symptom der Bleiaufnahme und der Bleianhäufung anzusehen, sondern, die ständige Reinigung der Mundhöhle vorausgesetzt, als Krankheitszeichen selbst." — Ich glaube, daß der Widerspruch zwischen Böttrichs und meiner Einschätzung des Bleisaumes sich eben durch die Worte: „die ständige Reinigung der Mundhöhle vorausgesetzt" erklären läßt. Die Genesis des Bleisaumes ist eine andere, als Böttrich anzunehmen scheint; die in die Mundhöhle aufgenommenen Bleiprodukte liefern nicht direkt das Material zum Bleisaum, sondern das im Blute kreisende Blei wird in dem feinen Saume des Zahnfleisches durch den Schwefelwasserstoff der Mundhöhle in Schwefelblei umgesetzt. Zur Entstehung des Bleisaumes ist also zweierlei notwendig: Im Blute kreisendes Blei und Schwefelwasserstoffbildung in der Mundhöhle. Ich kann mir nun — theoretisch wenigstens — vorstellen, daß durch häufige und intensive Mundreinigung es gelingt, die Schwefelwasserstoffbildung im Munde auf ein Minimum zu reduzieren. Gelänge es vollkommen, dann könnte es zu keiner Bleisaumbildung kommen, gelingt es in sehr weitgehendem Maße, dann wird es natürlich später zur Bleisaumbildung kommen, als ohne diese Mundpflege; es wird jemand, der sonst schon nach z. B. zwei Wochen Bleisaum gezeigt hätte und den ich deshalb als besonders empfindlich ansehen und von Bleiarbeit ausschließen würde, erst nach viel längerem Zeitraume, eventuell erst nach Auftreten anderer Symptome Bleisaum zeigen. Es wäre bei eifriger Mundpflege Bleisaum demnach ein Zeichen von viel größerer Bleiaufnahme als ohne diese Pflege d. i. unter den heute „normalen" Verhältnissen, vielleicht schon (mir fehlen hierüber die Erfahrungen) von Bleierkrankung.

Gegenüber manchen von mir in der Praxis gemachten Erfahrungen sei es mir gestattet, hier ausdrücklich zu betonen, daß Bleisaum-Prophylaxe nicht mit Bleiprophylaxe identisch ist.

Das Auftreten des Bleisaumes läßt sich durch intensive Mundpflege verhindern oder hinausschieben; die Bleiaufnahme wird auch durch intensivste Mundpflege nur wenig verringert. Durch Mundausspülen, Zähneputzen usw. wird die im Momente der Reinigung im Munde befindliche Bleimenge nach außen befördert, kann also nicht mit Speichel und Nahrung verschluckt werden. Das ist gewiß sehr zweckmäßig; es kann aber kaum öfters als 3—4mal im Tage geschehen, aber in der Zwischenzeit wird das in den Mund gelangte Blei mit dem Speichel fast kontinuierlich verschluckt.

Was das Bleikolorit anbelangt, so haben auch meine Ausführungen über dieses Symptom und seine Dignität weitgehende Zustimmung gefunden:

Schulte-Kalk: „Am wichtigsten für die Erkennung der Bleivergiftung scheint mir das Bleikolorit zu sein."

Gerbis-Ludwigshafen: „Das wichtigste Symptom ist m. E. das Bleikolorit; wo es vorhanden, ist Blut- und Harnuntersuchung zu machen."

Krämer-Adbach hebt besonders das sog. Bleikolorit hervor.

Weber-Call; „Bleikolorit hingegen halte ich im Gegensatze zu Bleisaum in jedem Falle für ein Zeichen ernstester Bedeutung. Arbeiter mit diesem Symptom müssen ohne weiteres für lange Zeit die Arbeit einstellen oder an solchen Betriebsstellen beschäftigt werden, wo eine Weiteraufnahme von Blei in den Körper ausgeschlossen ist."

Hübner-Oker legt dar, daß Bleikolorit oft verbunden mit irreparablen Gefäßstörungen bei alten Leuten häufig vorkomme, und betont, in Übereinstimmung mit mir, daß diese von der Bleiarbeit nicht auszuschließen sind. „Dagegen werden junge Leute, welche neben Bleisaum oder auch ohne diesen Bleikolorit auch nur in geringem Grade zeigen, sofort auf Zeit, oder, wenn es sich als notwendig erweist, dauernd von der Bleiarbeit entfernt."

Dreschke-Freiberg: „Nach meinen Erfahrungen fehlt bei einer Bleierkrankung nie das Bleikolorit." „Sobald ein Bleiarbeiter ein auffallendes Bleikolorit zeigt, ist dieser zur Verhütung des Ausbruches einer Bleierkrankung mindestens 8 Wochen von Bleiarbeit auszuschließen."

Schmerl-Oranienburg: „Finde ich, wie es nicht selten vorkommt, außer dem Bleisaum noch andere Zeichen, etwa fahle Gesichtsfarbe oder werden subjektive Beschwerden, Verdauungsstörungen usw. geäußert, so wird unverzüglich die Ausschaltung des betreffenden Arbeiters aus dem Bleibetriebe angeordnet."

Beyer-Oranienburg sagt, „daß die Fälle, die die Anfangsstadien (Bleikolorit, Bleisaum) zeigten, sofort aus dem Betrieb herausgenommen wurden."

Pichler-Klagenfurt: „Auch ich lege das Hauptgewicht auf sinkenden Ernährungszustand und Bleikolorit, dabei aber auch auf Pulsprüfung (? Ref.) und Foetor ex ore."

In bezug auf die Bedeutung der Erscheinungen bei alten Arbeitern schließt er sich meiner Auffassung an.

Schenk-Berlin: „Das Bleikolorit des Gesichtes ist in ausgesprochenen Fällen leicht festzustellen. Schwierigkeiten aber bereiten die Übergangsformen von normaler Gesichtsfarbe zum krankhaften Bleikolorit, die sich nicht selten finden; in solchen Fällen wird nur eine häufige Kontrolle Klarheit über den Fall bringen."

Von Interesse scheinen mir die Angaben Kranenburgs-Gravenhage:

Nach Empfang des „Protokolls" habe ich mich bemüht, vorläufig einige Fakta zu sammeln in den jetzt noch bestehenden Bleiweißfabriken in Holland, wo ich persönlich seit dem 1. Januar 1913, mit Genehmigung der Direktion die ärztliche Überwachung der Arbeiter übernommen habe. Eine vierwöchentliche Untersuchung ist durchgeführt worden, bei der ich dem Bleikolorit und dem Bleisaum meine besondere Aufmerksamkeit gewidmet habe. Unter den 13 Arbeitern, die kürzer als ein Jahr in den Bleiweißfabriken beschäftigt waren, fanden sich bei der Untersuchung im Februar 1913 fünf Arbeiter vor, bei denen sich ein starkes Kolorit des Angesichtes zeigte. Von diesen fünf, die im Verdacht standen, einer drohenden Bleierkrankung in bezug auf die obengenannten Beobachtungen, nach der Vermutung Telekys, sind bis jetzt zwei krank geworden. Diese Arbeiter hatten vorher nicht in einem anderen Bleibetriebe gearbeitet.

Einer, 22 Jahre alt, mit 6 Monaten Bleiarbeit, erkrankte 3 Tage nach der Untersuchung an schwerer Kolik.

Ein zweiter, 30 Jahre alt, wurde nach 11 Monaten Bleiarbeit ins Krankenhaus aufgenommen, mit Erscheinungen der „Encephalopathia saturnina", ohne daß andere Symptome der Bleivergiftung vorhergegangen waren, wenigstens bei Nachfrage.

Bei beiden war ein starker Bleisaum vorhanden.

Weiter zeigten sich bei 8 Arbeitern, die ebenfalls unter einem Jahre mit Bleiarbeit beschäftigt waren, ein starker Bleisaum ohne typisches Kolorit des Angesichtes; von ihnen ist bis jetzt, soviel ich weiß, keiner bleikrank geworden.

Zu bemerken ist dazu, daß — da Kranenburg seit 1. Januar 1913 vierwöchentliche Untersuchung vornimmt und sein Bericht vom 17. März 1913 stammt — bei einem Teil derjenigen, bei denen Kolorit und Saum festgestellt worden war, seit der Untersuchung nur kurze Zeit verstrichen war; auch sagt der Berichterstatter nicht, ob die bezeichneten Arbeiter sich weiter der Bleiarbeit enthalten hatten. Von geringerer Bedeutung sind seine Angaben über die Ergebnisse einer von ihm vorgenommenen Generaluntersuchung im Jahre 1912: von 14 Arbeitern mit Blei-Kolorit und -Saum erkrankten in diesem Jahre 4, außerdem 2 Arbeiter ohne Anzeichen von Saum und Kolorit. Es fehlt die Angabe, wieviel von den 14 Arbeitern zu jener Gruppe alter Arbeiter gehörten, bei denen nach meinen Ausführungen, mit denen sich die zahlreicher anderer decken, bereits verschiedene Veränderungen infolge Bleivergiftung bestehen, bei denen sich aber ein gewisser Gleichgewichtszustand eingestellt hat, so daß es trotz der vorhandenen, bei jüngeren Arbeitern als recht bedrohlich anzusehenden Symptome doch zu keinen heftigeren akuten Störungen kommt. Hingegen wissen wir von den weiter genannten 2 Arbeitern nicht, welcher Zeitraum zwischen Untersuchung und Erkrankung gelegen war und in einer Bleiweißfabrik wären zweiwöchentliche Untersuchungen notwendig, um vor Erkrankungen ohne vorausgegangene Erscheinungen gesichert zu sein.

Dr. Koelsch-München schreibt:

„Das Bleikolorit halte ich für die Frühdiagnose ziemlich bedeutsam.

Ich wurde bei Revisionen vielfach nur durch die „fahle Blässe" auf einzelne Arbeiter aufmerksam; die eingehendere Untersuchung bestätigte dann den Verdacht der Bleischädigung. Das gleiche gilt für die Blässe der sichtbaren Schleimhäute und die gelbliche Skleraverfärbung. Allerdings fand ich diese letztern Zeichen nicht bei jeder frischen Bleischädigung.

Ich glaube, daß aus all diesen Äußerungen wohl mit aller Deutlichkeit hervorgeht, daß dem Bleikolorit nach Ansicht derjenigen, die über große Erfahrung verfügen, für die Frühdiagnose der Bleivergiftung die allergrößte Bedeutung zukommt.

Von dieser allgemein giltigen Auffassung machen nur zwei Ärzte, die beide ebenfalls über Erfahrung verfügen, eine Ausnahme:

Wenn Frey-Tarnowitz von dem „so subjektiven Bleikolorit" spricht, so hat er insofern recht, als alles, was sich nicht in Zahlen fassen läßt, bis zu einem gewissen Grade der subjektiven Auffassung unterworfen ist: so auch das Scharlach- und Masernexanthem, der Icterus catarrhalis usw.

Der Ausspruch Schönfelds aber: „Beim Durchwandern der Arbeitssäle kann man das oben geschilderte Kolorit bei den meisten Bleiberufsleuten finden, ohne daß sie tatsächlich an Bleikrankheit leiden", ist gewiß nicht zutreffend, wie sich jeder fast in jedem Bleibetriebe, vor allem aber in den Druckereien, aus denen Schönfeld in erster Linie seine Erfahrungen geschöpft hat, ohne weiteres überzeugen kann.

Herr Dr. Frey-Tarnowitz hat sich durch eine meiner Äußerungen in meinem Vortrage beschwert gefühlt. Ich schrieb:

„Ganz verfehlt wäre es natürlich, bei Leuten, die bereits deutliche Zeichen der Bleivergiftung zeigen (fahle Gesichtsfarbe, Blässe der Schleimhäute, Verdauungsstörungen), den Arbeitsausschluß von ‚einer etwa halbjährigen Kontrolle auf Körnchenzellen‘ abhängig zu machen, wie es Frey (Die Zinkgewinnung im oberschlesischen Industriebezirk und ihre Hygiene, Berlin 1907, S. 54) vorschlägt."

Ich gebe gerne zu, daß dieser Satz insofern nicht glücklich gefaßt ist, als jemand glauben könnte, daß Dr. Frey der Meinung ist, daß wenn jemand (auch seiner Meinung nach) deutliche Zeichen der Bleivergiftung darbietet, der Arbeitsausschluß von der halbjährigen Kontrolle auf Körnchenzellen abhängig zu machen wäre. Natürlich wäre es widersinnig, eine derartige Ansicht zuzumuten; die Sachlage ist vielmehr die, daß Dr. Frey wünscht, daß selbst dann noch die Entscheidung von der Blutuntersuchung abhängig gemacht werde, wenn gewisse klinische Erscheinungen vorliegen, die meiner Meinung nach als deutliche Zeichen von Bleivergiftung anzusehen sind.

Dr. Frey legt seine Ansichten in folgendem Schreiben dar, auf dessen vollen Abdruck er Wert legt.

Gegenüber der Auffassung von Teleky (Seite 35 der Schrift des Gewerbe-hygienischen Instituts in Frankfurt am Main), daß die Symptome „fahle Ge-sichtsfarbe, Blässe der Schleimhaut und Verdauungsstörungen" für deutliche Zeichen von Bleivergiftung zu gelten hätten, muß ich bezüglich der oberschle-sischen Zinkhüttenarbeiter an folgender Ansicht festhalten: Wir können bei der Feststellung des einen oder des anderen Symptomes, wenn die Arbeiter sich noch nicht besonders krank fühlen, also noch tätig sind, höchstens einen schwachen Verdacht auf Bleierkrankung äußern. Eine genauere Untersuchung aber ermittelt dann häufig versteckte Tuberkulose, Alkoholismus, selbständige Blutarmut, grobe und schlecht zubereitete Kost mit ihren Folgen für die Verdauung und auch für die Blutbeschaffenheit u. a. als die Grundlage der genannten Erscheinungen.

Wir können somit, allgemein gesagt, mit den drei Symptomen praktisch noch nichts anfangen, namentlich hiermit noch keine Aussperrung aus dem Bleibetriebe rechtfertigen. Daß die Kombination dieser Symptome mit allergrößter Wahr-scheinlichkeit, wie Teleky mir schreibt, die Diagnose Bleivergiftung zuläßt, muß daher für die Zinkhüttenarbeiter Oberschlesiens in Abrede gestellt werden. Wenn man neben den genannten Erscheinungen noch den Bleisaum findet, trägt dieser Umstand allerdings dazu bei, einen Verdacht auf Bleikrankheit zu stärken. Doch ist dieser häufig, trotz des Vorhandenseins jener Erscheinungen, zu vermissen. Daß der Bleisaum bereits ein Zeichen der eingetretenen Vergiftung ist, glaube ich mit anderen Autoren nicht. Vielmehr gibt er nur das Behaftetsein des Körpers mit Blei und dessen Abscheidung an. Befleißigten sich die Zinkhüttenarbeiter einer intensiven Mundpflege, so würden wir den Bleisaum nur selten konstatieren können, selbst da, wo bereits schwere Bleistörungen, sogar nervöser Art, vorliegen.

Die Frage der Beziehung der gekörnten roten Blutkörperchen für die Früh-diagnose von Bleivergiftungen von Zinkhüttenarbeitern ist noch nicht geklärt. Bis nicht das Ergebnis zahlreicher fortlaufender Blutuntersuchungen von Ar-beitern vorliegt, muß man die Entscheidung hierüber vertagen. Ein Vergleich zwischen Zinkhüttenarbeit und anderen Bleibetrieben, besonders solchen, in denen größere Bleimengen zur Aufnahme gelangen können, ist nur schwer zu ziehen. Somit sind auch die durch Untersuchungen von Arbeitern, z. B. aus dem Maler- und Anstreichergewerbe, der Schriftsetzerei, den Bleifarbenfabriken u. a. ge-wonnenen Resultate nicht ohne weiteres auf die Zinkhüttenarbeiter zu übertragen.

Dagegen muß ich betonen, daß meiner Meinung nach beim Zusammentreffen der drei Symptome „fahle Gesichtsfarbe, Blässe der Schleimhäute, Verdauungsbeschwerden" bei einem Bleiarbeiter mit größter Wahrscheinlichkeit die Diagnose Bleivergiftung ge-stellt werden muß, selbst wenn wir annehmen wollen, daß unter „fahler Gesichtsfarbe" noch nicht das charakteristische Bleikolorit zu verstehen ist. Mir ist es ganz unbekannt und nirgends fand ich eine Angabe, daß Alkoholismus zu fahler Gesichtsfarbe und zu der Blässe der Schleimhäute führt, ebenso ist unbekannt, daß diese als Folge von schlecht zubereiteter und grober Kost auftreten, — außer wenn starke Unterernährung vorhanden; essentielle Anämie ist doch eine recht seltene Erkrankung, Tuberkulose macht diese klinischen Symptome (immer unter der Voraussetzung, daß fahle Gesichtsfarbe nicht identisch mit Bleikolorit, denn dieses wird durch Tuberkulose nie hervorgerufen), doch nur in weiter vorgeschrittenen Fällen.

Die Zinkhüttenarbeiter Schlesiens bieten gewiß keine anderen klinischen Erscheinungen als die Angehörigen anderer Berufe bei denselben Leiden. Bei der Bleivergiftung kann man vielleicht eine andere Reihenfolge der Entstehung der Symptome annehmen, aber doch nicht Symptome, die sonst als Zeichen von Bleivergiftung angesehen werden, geringschätzen und sich dafür ganz auf ein Symptom verlassen, von dem Frey selbst sagt, daß seine Beziehung für die Frühdiagnose von Bleivergiftungen von Zinkhüttenarbeitern noch nicht geklärt ist, das zu lebhaften Kontroversen Anlaß gegeben: zu den basophilen Granulis. Ehe ich auf diese ihrer Wertung und Bedeutung für die Frühdiagnose eingehe, will ich aber doch nicht unterlassen, darauf hinzuweisen, daß die Brauchbarkeit des Bleikolorits für die Frühdiagnose gerade von jenen und nur von jenen angefochten wird, die auf die Verwertbarkeit der Blutuntersuchung das größte Gewicht legen.

Was nun die basophilen Granula anbelangt, so gibt eine Anzahl von Ärzten an, keine eigenen Erfahrungen zu besitzen, über deren Äußerungen kann natürlich hinweggegangen werden.

Pichler-Klagenfurt schreibt: „Die früher öfters gepflegte Erythrocytenprobe wird zurzeit nur noch ausnahmsweise geübt, sie hat mir — trotz Mithilfe berufener Fachleute — bisher noch keinerlei Vorteil gebracht und ist äußerst unbeliebt bei der Arbeiterschaft.

Böttrich-Hagen schreibt: „In der großen Mehrzahl der durch Bleikolorit oder durch Bleisaum oder durch beide gekennzeichneten Fälle haben wir die von P. Schmidt in den Vordergrund geschobene Blutuntersuchung durchgeführt und sind meist zu positiven Befunden gelangt. Wie ich schon in einer früheren Arbeit erwähnte, konnten wir in etwa zwei Drittel der Fälle zahlreiche Erythrocyten nachweisen. Daher halte ich für erforderlich, daß die Blutuntersuchung in allen Fällen durchgeführt wird, die den Beginn eines Bleisaumes aufweisen oder beginnende Bleianämien vermuten lassen . . .“ „Da aber auch bei negativem Ausfall der Blutuntersuchung auf basophile Granula oder des Urins auf größere Mengen Hämatoporphyrin ein bleikranker Zustand vorliegen kann, so wird man der übrigen klinischen Erfahrung zur Frühdiagnose nicht entbehren können.“

Gerbis-Ludwigshafen, auf dessen interessante Untersuchung ich, da er ja selbst als Referent fungiert, nicht einzugehen brauche, schreibt: „Auch ist es natürlich unmöglich, eine Untersuchung darauf zu beschränken, daß man das Blutbild prüft.“

Curschmann-Greppinwerke sagt, „daß bei Untersuchung von kranken Bleiarbeitern (Lötern und Anstreichern) bei 75% eine deutliche Vermehrung der granulierten Erythrocyten erkenntlich war. Wir glauben daher als Frühsymptome der Erkrankung bei Arbeitern, die in langsamem Tempo Blei aufnehmen, neben der fahlen Gesichtsfarbe und dem fast stets vorhandenen Bleisaum die Vermehrung der granulierten Erythrocyten ansprechen zu müssen und wir glauben darin um so eher ein Symptom der Bleivergiftung sehen zu können, als wir in keinem unserer schweren Fälle dasselbe vermißten.“

„Vermehrung der granulierten Erythrocyten fanden wir bei etwa 20% der noch gesunden Arbeiter. Alle diese Leute gaben aber an, früher schon wiederholt kolikartige Schmerzen gehabt zu haben, waren anämisch, aber momentan frei von eigentlichen Beschwerden. Auf unseren Rat hin wandten sie ganz besondere Vorsichtsmaßregeln an, wurden auch zum größten Teil auf einige Zeit beurlaubt und wir konstatierten nach etwa einem Vierteljahr, daß bei 47% derselben die Vermehrung geschwunden war. 22% verloren wir aus dem Auge infolge von Arbeitswechsel usw., während 27% späterhin in unserer Behandlung wegen allerdings geringfügiger Erkrankungserscheinungen standen, 4% behielten die Vermehrung der Erythrozyten bei, ohne krank zu werden.“

Dr. Koelsch-München: Dem Auftreten von basophilen Granulationen (Färbung nach May-Grünwald sehr einfach und schön, Ausstrich auf Objektträger) ist eine frühdiagnostische Bedeutung nicht abzusprechen; ich fand dieselben in einer Untersuchungsserie so ziemlich bei allen Bleikranken, aber auch bei der Mehrzahl der zurzeit noch arbeitsfähigen Verdächtigen. Die „Tüpfelzellen" gestatten demnach bis zu einem gewissen Grade nicht nur die Diagnose Bleivergiftung, sondern auch die Diagnose Bleiaufnahme mit Störung der blutbildenden Elemente. In zweifelhaften Fällen ist daher eine mikroskopische Blutuntersuchung nicht zu unterlassen.

Allerdings möchte ich die Tüpfelzellen nicht als einziges Kriterium ansprechen, zumal ihr Fehlen nichts beweist. Mindestens ebenso wichtig wie die basophilen Granulationen erscheint mir das übrige Blutbild! Mir waren bisher stets die Häufigkeit der Poikilozyten und die Polychromasie, die wechselvollen Bilder der weißen Blutzellen verschiedener Art aufgefallen. Auf meine Veranlassung werden diese Verhältnisse — anscheinend mit positivdiagnostischem Erfolg — zurzeit von einem jungen Kollegen studiert. Mitteilungen über die Ergebnisse werden in absehbarer Zeit erfolgen können.

Dr. Carozzi-Mailand: Was meine Erfahrungen selbst anbelangt, behaupte ich, daß die Blutuntersuchung für die Diagnose der verdächtigen Bleivergiftung besonders wichtig in denjenigen Fällen ist, wo kein Bleisaum und keine Bleichsucht nachweisbar ist. Selbstverständlich wie immer in der allgemeinen Diagnostik genügt nicht ein einziges Symptom für die Annahme oder die Ausschließung einer bestimmten Diagnose. Bei denjenigen Personen aber, die beruflich mit bleihaltigem Material zu tun haben, ist der Nachweis der basophilen Körnelung der roten Blutkörperchen ein ausschlaggebendes Symptom für die Diagnose der Bleivergiftung.

Herr Dr. Bianchi aus Lugano, der mit der strittigen Frage der Bedeutung der basophilen Körnelung roter Blutkörperchen bei Bleivergiftung sich beschäftigt hat, hat auf Grund seiner Erfahrungen über das klinische Material der Klinik der Arbeiterkrankheiten in Mailand beweisen können (1912), daß die basophile Körnelung der Erythrozyten ein konstantes Symptom in der Bleikolik ist, aber viel seltener ist ihr Nachweis in den chronischen Formen der Vergiftung; wenn auch vorhanden, verschwinden sie bald mit der entsprechenden Behandlung.

Man darf aber nicht vergessen, daß die Blutuntersuchung besonders wichtig ist, wenn der Arbeiter mit löslichen Bleiverbindungen (z. B. Bleiweiß, Bleiazetat usw.) zu tun hat, viel weniger aber — übrigens ist die Symptomatologie auch ganz anders — wenn er mit metallischem Blei oder Bleilegierungen arbeitet.

Frey-Tarnowitz teilt in einem Schreiben die Ergebnisse der Blutuntersuchung durch den Kreisarzt von Kattowitz mit:

In dem anderen Falle, für dessen Mitteilung ich erst die Erlaubnis des Ministers des Innern haben mußte, hat der Kreisarzt von Kattowitz in seinem amtlichen Jahresberichte für 1912 über die Untersuchungen der Belegschaft von zwei oberschlesischen Zinkhütten (Auftrag des Handelsministers) bezüglich des Wertes von Bleisaum, Hämoglobingehalt des Blutes und von Körnchenzellen folgendes angegeben: Von 139 eigentlichen Zinkhüttenarbeitern hatten 128 = 87% Körnchenzellen, nur 42 auch einen Bleisaum und 14 ein bläuliches Zahnfleisch. Trotz erheblichen Hämoglobingehaltes des Blutes fanden sich Körnchenzellen vor. So wurden bei 59 eigentlichen Zinkhüttenarbeitern trotz des Gehaltes von 100% Hb in 45 Fällen Körnchenzellen festgestellt. Bei einem Hb-Gehalt von 90% hatten 65 von 73 Leuten, bei einem Hb-Gehalt von 80% von 7 Leuten einen solchen Befund.

Von 31 Röstern hatten 24 Körnchenzellen. Von diesen 24 Leuten hatten nur 2 auch einen Bleisaum. Trotz eines Gehaltes von 100% Hb hatten von 22 Röstern 17 Körnchenzellen und von 9 Leuten mit 90% Hb 7 einen solchen Befund.

Ich schalte ein, daß also, bevor Bleisaum und Abnahme des Hb-Gehaltes auftreten, Körnchenzellen da sind.

Interessant ist auch noch, daß von 418 Arbeitern einer anderen Zinkbütte in Oberschlesien 139 = $33^1/_3$% Eiweiß im Urin hatten.

Der Kreisarzt von Kattowitz, der früher auf Grund anderer Ergebnisse einigen Zweifel in den Wert der Körnchenzellen setzte, ist jetzt anderer Meinung ge-

worden. Seine frühere Anschauung war auf die Färbemethode zurückzuführen, die
das Beuthener hygienische Institut anwandte. Nachdem dieses eine geeignete
Färbemethode benützt, fiel das Resultat ganz anders aus. Ich halte die Hamelsche
Methylenblaufärbung für die beste Methode nach wie vor.

Der Kreisarzt von Kattowitz schreibt in seinem Bericht: „Die große Anzahl
der positiven Befunde der Blutuntersuchungen auf basophile Körnchenzellen ist
kein Zufall. Es handelt sich nicht um gesunde Personen. Es ist vielmehr dem
Befunde eine spezifische Bedeutung beizumessen, zumal in einer großen Anzahl
von Fällen reichliche Mengen von gekörnten roten Blutkörperchen gefunden
wurden.“

Zu dieser letzteren an sich ja recht interessanten Mitteilung ist
zu bemerken, daß der Befund von basophilen Granulis an sich ja gar
nichts beweist. Speziell wenn auf Objektträgern gestrichen wurde,
also die Fläche, die abgesucht werden kann, eine recht große ist, wird
man sehr häufig doch ganz vereinzelte granulierte Erythrozyten finden,
deren Zahl aber weit unter dem zurückbleibt, was Schmidt u. a. als
die Grenze des pathologischen ansehen. Es ist dann fast nur Sache
der Geduld, ob man doch ein solches Blutkörperchen findet. Daher
beweist die Angabe, daß basophile Granula gefunden wurden, gar nichts,
von Interesse ist hingegen die Angabe, daß in einer großen Anzahl
von Fällen reichliche Mengen punktierter Erythrozyten gefunden wurden.

Eine Arbeit von J. Schönfeld-Leipzig, die sonst manche interessante Beobachtung bringt, leidet an demselben Mangel: jeder Befund
von basophilen Granulis wird als positiv angesehen, ja es wurden auch
die für bleikrank erklärt, „deren Blutbild eine ausgesprochen meta-
chromatische Färbung der Erythrozyten aufwies.“

Um die Frage der Bedeutung der basophilen Granula für Diagnose
und Frühdiagnose zu klären, ist vor allem notwendig, daß man gewisse Grenzen für die Untersuchung festsetzt. Man darf entweder
nur eine gewisse Mindestzahl z. B. mit Schmidt 100 : 1 Million als
positiv ansehen oder man muß — wenn man nicht derartige Zählungen
vornehmen will — die Zahl der zu untersuchenden Gesichtsfelder
festsetzen oder die Zeit, die man auf die Durchsuchung jedes einzelnen
Falles verwendet. Wenn man schließlich mit unendlicher Geduld
einzelne punktierte Erythrozyten findet, so beweisen diese, da sie ja
zum normalen Blutbefund gehören, gar nichts.

Ferner ist es nicht angängig, mit Zuhilfenahme des Blutbefundes
die Diagnose „Bleivergiftung“ zu stellen oder nicht zu stellen und
dann auf Grund dieser Diagnosenstellung den engen Zusammenhang
zwischen Bleivergiftung und punktierten Erythrozyten zu behaupten.
Auf diese Weise kommt man nicht zur Lösung der Frage, die heute
vor allem noch umstritten ist: Wie häufig findet man Fälle von Bleivergiftung, bei denen keine punktierten Erythrozyten vorhanden? Zu
dieser Frage aber liefert uns die oben zitierte Statistik des Katto-
witzer Kreisarztes gar kein Material, die Schönfelds nur den Bericht über einen Fall, bei dem mit eintretender Verschlimmerung
(Bleinephritis) die punktierten Erythrozyten aus dem Blutbild ver-
schwanden.

Es fiel mir nicht ein, in meinem Vortrage die Bedeutung der punktierten Erythrozyten zu leugnen, ich sagte ausdrücklich:

„Die Blutuntersuchung wird deshalb in allen zweifelhaften oder nach irgend einer Seite hin auffallenden Krankheitsfällen am Platze sein" ... „Ergibt die Blutuntersuchung das Vorhandensein von punktierten Erythrozyten in etwas größerer Anzahl — einer in mehreren Gesichtsfeldern, dann wird man auch bei Fehlen jedes anderen Symptoms unbedingt mit Arbeitsausschluß vorgehen."

Wogegen ich mich aber mit aller Entschiedenheit ausgesprochen habe, ist „jene Meinung, die den punktierten Erythrozyten eine überwiegende Rolle in der Diagnose und speziell der Frühdiagnose der Bleivergiftung zuschreibt."

Ich sagte: „Keine oder nur ganz geringe Bedeutung aber kann man dem Fehlen der punktierten Erythrozyten im Blute beimessen."

Der Beweis, der allein imstande wäre, diese meine Auffassung zu widerlegen, ist von keiner Seite geführt, ja eigentlich von keiner Seite versucht worden. Und die von Koelsch ausdrücklich betonte Bedeutungslosigkeit des negativen Blutbefundes, die Angaben Curschmanns, daß er punktierte Erythrozyten in keinem der schweren Fälle vermißte, der oben zitierte Fall Schönfelds, die Angabe Carozzis, nach der punktierte Erythrozyten konstant bei Bleikolik (eine Meinung, die ich keineswegs teile), „aber viel seltener in den chronischen Formen der Vergiftung" nachgewiesen werden können, beweisen die Richtigkeit meiner oben zitierten Behauptung und der aus ihr gezogenen Schlußfolgerung und ebenso einige Fälle, in der sehr interessanten Zusammenstellung der Untersuchungsergebnisse von Gerbis, die Bleisaum, Bleikolorit, subjektive Beschwerden und auch Hämatoporphyrin aufweisen, aber ohne punktierte Erythrozyten. Deshalb wäre auch eine prophylaktische periodische Untersuchung, die sich vorwiegend oder gar ausschließlich auf den Blutbefund stützen würde, vollkommen ungenügend.

Natürlich spricht es gar nicht gegen die Verwertbarkeit der punktierten Erythrozyten für unsere Zwecke, daß bei einigen seltenen Vergiftungen ebenfalls punktierte Erythrozyten in größerer Zahl vorkommen (wie Rambousek hervorhebt) und ebenso wird man das Blutbild bei Leukämie und perniziöser Anämie nicht mit dem bei Bleivergiftung verwechseln — eine Differentialdiagnose, die übrigens auch in praxi so ungemein selten zu stellen ist, daß sie für uns bedeutungslos.

Auch sei darauf hingewiesen, daß zu dem Nachweis, daß „durch Entfernung aus Bleieinwirkung eine tatsächliche Heilung möglich ist. Heilung erfolgt um so eher auch in den akutesten Fällen, je früher ein Kranker außer Bleieinwirkung kommt", es nicht erst der Blutuntersuchungen bedurfte, wie Schönfeld anzunehmen scheint, es sind das alte, längst bekannte Wahrheiten. Gewiß ist im Einzelfall das Verschwinden früher zahlreich vorhanden gewesener punktierter Erythrozyten ein günstiges Zeichen und ein wertvoller Anhaltspunkt — aber auch hier möchte ich davor warnen, sich auf dieses Zeichen allein zu stützen.

Auch die Frage des **Hämatoporphyrins** hat keine wesentliche Klärung erfahren:

Gerbis fand in 34 Fällen spektroskopisch, in 25 Fällen bei der Probe mit Natronlauge Hämatoporphyrin; da in zahlreichen Fällen der Hämatoporphyringehalt aus 50 cm³ Harn sehr gering war, glaubt er die von Embden und Kleerekooper angegebene Grenze sei zu hoch. Dazu wäre nur zu bemerken, daß Embden und Kleerekooper nur einen relativen, für ihre eigenen Unternehmungen brauchbaren Maßstab angegeben haben, da sie es unterließen anzugeben, wie dick die Flüssigkeitsschicht war, die sie spektroskopisch betrachteten. Doch muß man Gerbis darin beistimmen, daß nach dem oben gegebenen Zahlenverhältnis die einfache Probe mit Natronlauge für die Praxis immerhin verwendbar ist, aber natürlich darf man nur aus ihrem positiven Ausfall mit Vorsicht einen Schluß ziehen.

Curschmann schreibt: Hämatoporphyrinnachweis im Urin gelang uns bei etwa 30% der (subjektiv gesunden) Untersuchten, von denen die Hälfte späterhin geringfügig krank wurde, während bei etwa 40% Hämatoporphyrin wieder aus dem Urin verschwand und der Rest, trotzdem er völlig gesund blieb, Hämatoporphyrinurie weiterhin aufwies.

Ferner: Hämatoporphyrin im Harn scheint uns nicht so sicher die Diagnose der Bleiintoxikation zuzulassen, wie die genannte Blutveränderung.

Diese Äußerungen, ebenso wie die Untersuchungsergebnisse Schönfelds zeigen uns nur, daß noch weitere eingehende Untersuchungen über die Bedeutung des Hämatoporphyrins notwendig sind. Meine eigenen seither gemachten Erfahrungen sprechen weiter dafür, daß das Hämatoporphyrin ein recht konstantes, vielleicht ein konstanteres Symptom sei als die punktierten Erythrozyten.

Was nun die Bedeutung der Blutdruckmessung für die Diagnose der Bleivergiftung anbelangt, so sind hier die Ansichten noch ganz divergent.

Gerbis sagt: „Meine regelmäßigen Untersuchungen führen mich zu dem Schlusse, daß ihm ein diagnostischer Wert als Frühsymptom nicht zukommt. Natürlich beeinträchtigt dieses den Wert der regelmäßigen Blutdruckmessung für die Erkennung der drohenden Schrumpfniere nicht."

Curschmann: „Die Blutdruckverhältnisse scheinen uns so wechselnd, daß irgendwelche Schlüsse nicht gezogen werden konnten."

Böttrich scheint dem Blutdruck Bedeutung beizumessen, aber nur für die Erkennung der drohenden oder vorhandenen Bleiniere, denselben Standpunkt nimmt Hille ein.

Koelsch schreibt: „Blutdrucksteigerungen über 120 mm Riva Rocci sind relativ selten zu beobachten und dann nur bei älteren, bzw. fortgeschrittenen Fällen, haben also kaum eine diagnostische Bedeutung. — Ich untersuchte gelegentlich bei 69 Bleiarbeitern den Blutdruck und fand

<pre>
100—120 mm bei 34 Arbeitern
120—140   „   „ 20   „
140—150   „   „   5   „
</pre>

Von letzteren 5 hatten 4 bereits Koliken durchgemacht und zeigten zurzeit anämische Symptome. 1 Arbeiter war bisher noch nicht bleikrank gewesen. Bei 2 dieser Arbeiter wurde der Urin mit negativem Ergebnis untersucht."

Mir scheinen die Angaben Koelschs bezüglich der letzten fünf Arbeiter eher für die Bedeutung des Blutdruckes für unsere Zwecke zu sprechen, denen über die übrigen Arbeiter kann deshalb keine Beweiskraft zuerkannt werden, weil leider nicht angegeben ist, ob sie irgend welche Erscheinungen von Bleivergiftung darboten.

Wenden wir uns nun anderen Symptomen zu, die für die Diagnose, aber wohl nur in seltenen Ausnahmsfällen für die Frühdiagnose der Bleivergiftung von Bedeutung sind.

Was nun die dem Bleisaum räumlich benachbarten **Erscheinungen in der Mundhöhle** anbelangt, so gibt Wessel-Lautenthal an, daß „der Bleisaum der Zähne ... der Vorläufer der Mundfäule ist, in welche der Bleisaum, wenn man lange genug (jahrelang) beobachten konnte, früher stets überging". Durch Revision der Gebisse (Plombieren, Extrahieren) ließ sich bewirken, das Stomatitis nicht so häufig auftrat. Er gibt auch an, daß es gelingt, Bleisaum durch Zähneputzen zum Verschwinden zu bringen, ebenso Stomatitis in leichten Fällen. Ich kann mich des Eindruckes nicht erwehren, daß Wessel den blaugrünen Belag am Zahnhals hier mit dem Bleisaum identifiziert. Auch Krämer-Adbach mißt mit Prof. Mayhofer Zahnauflagerung eine Bedeutung nicht unerheblicher Art bei den Bleiarbeitern bei.

Dr. Koelsch-München sagt über die Gingivitis: Der Ablehnung einer spezifischen Gingivitis glaube ich nicht beistimmen zu können. Wenngleich die Schwellung und Entzündung des Zahnfleisches als Folge der unter den Arbeitern (leider) sehr verbreiteten mangelhaften Mundpflege außerordentlich häufig ist, so fand ich doch bei den untersuchten Bleiarbeitern in der Mehrzahl der Fälle viel stärkere Grade von Gingivitis, jedenfalls eine Steigerung des schon bestehenden Prozesses. Es entspricht dies wohl auch der Überlegung, daß durch die in der Gingiva aufgeschwemmten Bleialbuminate und besonders durch deren Reduktion in Schwefelblei zweifellos Ernährungsstörungen und Reizerscheinungen in der Schleimhaut hervorgerufen werden, eventuell begünstigt durch die im Gefolge der Bleidyskrasie auftretenden Stoffwechselstörungen, beziehungsweise Anämie. Ich glaube mich kaum eines Falles von deutlichem Bleisaum entsinnen zu können, wo nicht auch eine entzündliche Reizung des Zahnfleisches bestanden hätte. Anders, wenn eine sorgfältige Mundpflege die Ausbildung eines Saumes überhaupt verhinderte; in diesen Fällen war wohl einige Male ein tadelloses Zahnfleisch (ohne Saum) festzustellen. Ein Kriterium ist allerdings die Gingivitis nicht.

Ich kann mich diesen Meinungen über Stomatitis und Gingivitis keineswegs anschließen. Was Dr. Wessels Ansicht anbelangt, so glaube ich, daß die Stomatitis, die nach jahrelanger Beobachtung eintritt, jene Stomatitis ist, die wir bei älteren Arbeitern so ungemein häufig zu beobachten Gelegenheit haben. Der theoretische Erklärungsversuch Koelschs, so interessant er auch ist, hat für mich nichts beweisendes; daß die Einlagerungen von Schwefelblei Ernährungsstörungen und Reizerscheinungen hervorrufen, müßte doch erst bewiesen werden; daß andere ähnliche Substanzen keinerlei Reizerscheinungen hervorrufen (Argyrie), ist feststehend. Auch habe ich (im Gegensatz zu

Koelsch) sehr häufig Bleisaum gesehen, ohne auch nur die geringste Spur entzündlicher Reizung des Zahnfleisches.

Meiner Meinung nach besteht nicht der mindeste Zusammenhang zwischen chronischer Bleivergiftung und Gingivitis, was auch Hübner-Oker betont, sondern diese ist zurückzuführen auf den völligen Mangel an Zahn- und Mundpflege, der in diesen Kreisen üblich.

Beachtenswert erscheint mir eine Angabe von P. Krämer-Adbach über eine „bisweilen auftretende Verfärbung der Mundschleimhaut ähnlich gesottenen Fischen". Ich habe manchmal eine derartige Veränderung gesehen, ob sie mit Bleivergiftung im Zusammenhange, ob sie nur bei dieser vorkommt, wage ich nicht zu behaupten.

Bemerkenswert sind auch die Angaben über den spezifischen Foetor ex ore der Bleikranken.

Dreschke-Freiberg hat bei Bleikranken stets gefunden, daß bei Öffnen des Mundes ein eigenartiger, fauliger, metallischer Geruch bemerkt wird. „Dieser ist so charakteristisch, daß ich bei Fehlen desselben fast immer mit Recht eine Bleivergiftung ausschließen konnte."

Ich muß demgegenüber an der Anschauung festhalten, daß dieser charakteristische Geruch nur bei Fällen von schwerer Bleivergiftung zu beobachten ist.

Dieser Ansicht stimmt wohl auch Weber-Call zu, wenn er schreibt: „Einen fötiden Geruch aus dem Munde fand ich meistens dann, wenn die an Bleivergiftung Erkrankten schon recht lange Zeit (etwa Jahre lang) im Bleibetrieb tätig waren, also wahrscheinlich recht viel Blei in sich aufgenommen hatten."

Koelsch, der ja nach seiner Stellung weniger Bleikranke als Leute im Vorstadium oder mit den ersten Erscheinungen der Bleivergiftung zu beobachten hat, sagt: „Der Bleiatem scheint nach meinen Beobachtungen äußerst selten zu sein".

Mehrere Autoren weisen auf die Bedeutung leichter Streckerparesen hin.

Hille-Klausthal: „Für dringend notwendig halte ich eine genaue Untersuchung darauf hin, ob die Dorsalflexion irgendwie beeinträchtigt ist."

Hübner-Oker: „Bei jungen Arbeitern würde nach den hier üblichen Grundsätzen jede Andeutung von Bleilähmung zu vorübergehender oder dauernder Entfernung von der Bleiarbeit Anlaß geben."

Von Interesse ist die Angabe Curschmanns, daß bei etwa 22% seiner Bleikranken die Überextension der rechten Hand gegenüber der Norm erschwert war.

Ein großer Teil der Ärzte untersucht stets auf Vorhandensein von Streckerparesen.

Mehrfach abweichende Anschauungen werden bezüglich des von mir vorgeschlagenen dauernden Ausschlusses von Bleiarbeit nach Bleilähmung geäußert.

Dreschke-Freiberg schreibt: Bei Erkrankung an Bleilähmungen ist der betreffende Arbeiter bis zum Verschwinden der Lähmungen oder bis zu einer Zeit, wo die Lähmungen in ein Dauerstadium getreten sind und dem Kranken durch

Gewöhnung keine wesentlichen Beschwerden mehr verursachen, von der Bleiarbeit auszuschließen. Ich habe beobachtet, daß ein Arbeiter mit Bleilähmung
der Hand- und der langen Fingerstrecker noch über 20 Jahre in der kgl. Schrotfabrik ohne Nachteil beschäftigt wurde.

Jakob-Klausthal sagt: Auf unserer Hütte lassen wir einen seit Jahren mit
Radialislähmung behafteten Schmelzer ruhig arbeiten, ohne daß ihm irgendwelcher
Schaden erwachsen ist.

Koelsch schreibt: Von 691 bereits bleikranken Arbeitern hatten 36 eine Bleilähmung durchgemacht; 5 weitere klagten zurzeit über Schwäche im Arm. Die
ehemals Gelähmten hatten seither weitergearbeitet. Ich halte Telekys Forderung,
einen Arbeiter, der einmal eine Lähmung durchgemacht hat, dauernd von jeder
Bleiarbeit fernzuhalten, doch für zu weitgehend.

Ich kann trotz der aufgezählten Beispiele auf Grund meiner Erfahrung nur an dem von mir Gesagten festhalten. Ich kenne eine
größere Anzahl von Arbeitern, meist Anstreicher, die einmal Bleilähmung durchgemacht, von ihr zunächst kleine dauernde Residuen
hatten und nun fast alljährlich — seit Einführung des Bleiweißverbotes
für Innenanstriche nicht mehr mit Regelmäßigkeit — mit Verschlimmerung
ihres Zustandes sich einstellten, wobei der scheinbar irreparable Teil
der Lähmung allmählich größer wurde.

Was die Fälle von Jakob und Dreschke anbelangt, so glaube
ich, daß es zu schwerer dauernder Bleilähmung überhaupt
nicht kommt, wenn jeder Gelähmte mit der Bleiarbeit frühzeitig
und dauernd aussetzt. Es erholen sich, selbst wenn schwere Atrophien
vorhanden, die gelähmten Partien im Laufe von $1-2^{1}/_{2}$ Jahren meist
so weit, daß nur ein kleiner Rest zurückbleibt. Dauernde schwere
Lähmung kommt nach meiner Erfahrung nur zustande, wenn trotz
bestehender Lähmung noch längere Zeit weitergearbeitet, wenn frühzeitig — weil die Erscheinungen längere Zeit stationär bleiben und
den Anschein des Dauerstadiums erwecken — die Arbeit wieder
aufgenommen wird oder aber infolge mehrfacher Rezidiven, zu denen
der einmal an Bleilähmung erkrankt Gewesene sehr geneigt ist. —
Auf Grund dieser meiner Erfahrung glaube ich berechtigt zu sein,
den dauernden Ausschluß Bleigelähmter zu empfehlen, muß aber
ebenso wie in meinem Vortrag (vgl. S. 47) bekennen, daß möglicherweise nach mehrjähriger Fernhaltung von Bleiarbeit diese Neigung
zu Rezidiven nicht mehr besteht. Genaue Berichte über derartige
Beobachtungen würden mich davon überzeugen, daß meine Forderung
zu weitgehend ist.

Besteht bei veralteten Fällen dauernd schwerste Bleilähmung, dann
habe ich natürlich gegen ihre Beschäftigung mit Bleiarbeit ebensowenig etwas einzuwenden, wie gegen die Beschäftigung von Leuten
mit irreparablen Gefäßerkrankungen.

Was den Bleitremor anbelangt, so bin auch ich — ebenso wie
Koelsch — der Meinung, daß ihm eine Bedeutung für die Diagnose
der Bleivergiftung nicht zukommt. Wenn wir aber — meist per
exclusionem und weil andere Zeichen von Saturnismus vorhanden —
einen vorhandenen Tremor als Bleitremor aufzufassen berechtigt sind,

so kommt ihm nach meiner Erfahrung stets ernstere Bedeutung für die Prognose zu.

Daß nervöse Symptome stets — auch wenn sie nur subjektiv sind — ernste Beachtung beanspruchen, habe ich in meinem Vortrag hervorgehoben, in besonderer Häufigkeit glaubte sie Koelsch feststellen zu können.

Dr. Koelsch-München schreibt: Nervöse Reizerscheinungen sind nach meinen Erfahrungen ziemlich häufig. Meist wird über heftigen, bzw. häufigen bohrenden Kopfschmerz, besonders im Hinterkopfe geklagt.

Unter 691 wegen Bleikrankheit bereits behandelten Malern wurden festgestellt:

> Spezif. Kopfschmerz in 13 Fällen
> Bleineurasthenie   ,,   1 Falle
> Bleiepilepsie   ,,   3 Fällen.

Das Vorkommen der Enzephalopathie scheint noch viel häufiger zu sein, als gemeiniglich angenommen wird. Aus den Journalen eines einzigen Münchner Krankenhauses stellte ich in 6 Jahren 5 tödliche Gehirnerkrankungen bei Malern zusammen. — Unter 1454 zurzeit zwar arbeitsfähigen, aber etwas unpäßlichen Malern klagten über

> Nervosität und Neurasthenie   95,
> Epilepsie   1,
> häufigen oder stärkeren Kopfschmerz   270.

Sehnervenstörungen betrugen 1,6% der Bleisymptome (16 Fälle unter 691 Erkrankten); die Befallenen arbeiteten nach Abklingen der Beschwerden wieder weiter. Außerdem klagten 6 weitere zurzeit arbeitsfähige Maler über (zentrale) Sehstörungen. Wenngleich die Angaben der Untersuchten vielfach einer kritischen Sichtung nicht entbehren können, möchte ich auf die bei Bleiarbeitern anscheinend ziemlich häufigen nervösen Symptome besonders hinweisen und sie als sehr beachtenswert erklären.

Allerdings ist hier sehr die Frage, wie viel von den angegebenen nervösen Erscheinungen tatsächlich auf Bleieinwirkung zurückzuführen sind.

Dr. Hübner-Oker schreibt: Enzephalopathie. Sie ist im Laufe von 16 Jahren einige wenige Male, einmal mit tödlichem Ausgang beobachtet worden. In jenem Falle hat auch dauernder Ausschluß von der Bleiarbeit den schließlich ungünstigen Ausgang nicht verhüten können.

Heute würden schon geringe prämonitorische Symptome wie Kopfschmerz, Schwindel, Schlaflosigkeit, Unruhe, zu dauerndem Ausschluß führen.

Dreschke-Freiberg: Akute Bleivergiftung infolge von Betriebsunfall habe ich nur vier beobachtet, die sämtlich unter enzephalopathischen Erscheinungen nach kurzem Kranksein starben.

Der Standpunkt, daß wir Schwerkranken, wenn ihnen nicht gesundheitlich ernstlich geholfen werden kann, die Bleiarbeit weiter zu gestatten haben, veranlaßte, meinen Vorschlag, Schrumpfnierenkranke weiter arbeiten zu lassen, da für diese meist langjährigen Bleiarbeiter der materielle Schaden durch Arbeitsausschluß ihre Gesundheit mehr schädigen würde, als weitere Bleiarbeit.

Hingegen veranlaßte mich die Gefahr eines Rezidivs nach Ausheilung einer Nephritis, diejenigen, die einmal an solcher Nephritis gelitten haben, von der Bleiarbeit auszuschließen.

Hingegen will Dreschke-Freiberg Nierenerkrankte bis zur Genesung, und, wenn diese unmöglich, dauernd von der Bleiarbeit ausschließen. Auch Jacob-Klausthal würde einem Schrumpfnierenkranken die Arbeiten vor dem Ofen nicht erlauben.

Hübner-Oker hingegen läßt solche mit irreparablen Störungen, wie Gefäß-veränderungen, Albuminurie, Schrumpfniere, weiter ihre Arbeit verrichten, außer wenn sich einmal akute Störungen, namentlich von seiten des Magendarmkanals, zeigen.

Einige interessante Bemerkungen über **Bleigicht** bringen Hübner und Dreschke:

Dr. Hübner-Oker: Bleigicht. Sie ist von mir so häufig von Arbeitern, welche an chronischer Bleivergiftung erkrankt sind, beobachtet worden, daß nach meiner Überzeugung ein enger Zusammenhang zwischen beiden Erkrankungen bestehen muß. Sie tritt in den weitaus meisten Fällen bei alten Arbeitern, welche auch noch andere dauernde Störungen, wie Arteriosklerose, Albuminurie usw. zeigen, auf, aber auch bei älteren Arbeitern ohne sonstige irreparable auf Blei zu beziehende Symptome. Fast immer aber sind früher Koliken vorausgegangen. Gelegentlich einmal kommt sie auch bei jüngeren Arbeitern vor. Sie zeigt sich zuerst immer wie die echte Gicht in der typischen Form der Erkrankung des Metatarsophalangealgelenks der großen Zehe, kann aber schließlich in allen Gelenken vorkommen, sie führt manchmal, wie ich mehrfach gesehen habe, zu gichtischen Phlegmonen und in einigen Fällen zu schwerem dauernden Siechtum.

Dr. Dreschke-Freiberg: Am meisten disponiert zu Bleierkrankungen und von diesen besonders zur Bleigicht ist der Alkoholiker. Die Bleigicht tritt nach meinen Erfahrungen mit Vorliebe an den Gelenken der oberen Extremitäten auf und da wieder besonders an den Ellenbogen und Handgelenken.

Dr. Böttrich-Hagen: Rheumatische Erkrankungen, die gegen spezifische Mittel sich völlig reaktionslos verhalten, sind als bleiverdächtig anzusehen und mit gichtischer Affektion von weiterer Bleiarbeit auszuschließen.

Was die klinischen Symptome anbelangt, so hat sich, wie aus dem bisher Dargelegten hervorgeht, da und dort eine abweichende Meinung von den von mir dargelegten Grundzügen ergeben; blicken wir aber genauer hin, so sehen wir oft, daß der Widerspruch zwischen meiner und der scheinbar gegnerischen Ansicht (z. B. Böttrich in bezug auf Bleisaum) keineswegs so groß, wie es im ersten Augenblicke erscheint. Andererseits aber ist zu bedenken, daß Diagnosenstellung nichts rechnerisches, mathematisches ist, daß der Wertung der einzelnen Symptome, der Beobachtung des klinischen Bildes — sowie jeder Beobachtung — stets etwas subjektives anhaftet und daß daraus allein sich gewisse Meinungsverschiedenheiten mit Naturnotwendigkeit ergeben. Berücksichtigen wir dies — kennen wir insbesondere als Ärzte die Meinungsverschiedenheiten, die bei allen Krankheiten in bezug auf Wertung der Symptome, Stellung der Prognose vorhanden sind — so müssen wir zu dem Schlusse gelangen, daß sich eine erfreuliche Übereinstimmung in bezug auf Wertung der einzelnen Symptome für Diagnose und Frühdiagnose der Bleivergiftung ergab, nur allein in den heute noch — wie von allen Seiten zugegeben wird — nicht genügend geklärten Fragen der basophilen Granula und des Hämato-porphyrins herrschen Meinungsverschiedenheiten.

Gesamthabitus, Bleikolorit, Bleisaum sind die wichtigsten Symptome, auf die wir uns bei der Frage des Ausschlusses von der Bleiarbeit zu stützen haben.

Untersuchung von Blut und Urin können uns in zweifelhaften Fällen gewisse Anhaltspunkte geben.

In weitaus der Mehrzahl der Fälle aber werden wir ohne diese Behelfe allein mit der klinischen Untersuchung zum Ziele gelangen.

Ich möchte mich hier den Ausführungen Jacob-Klausthal an-schließen:

„Diese Untersuchungen (Blut, Urin) haben ihre praktische Bedeutung inso-weit, als wir mit ihrer Hilfe in Zukunft in verdächtigen Fällen den positiven Be-weis für die Bleierkrankung werden führen können, wo wir bisher mit Vermutungen oder bestenfalls Wahrscheinlichkeiten operieren mußten. Diese Fälle sind aber recht selten.

Für Arbeiter, welche berufsmäßig den Einwirkungen des Bleies ausgesetzt sind, werden diagnostische Zweifel nur ausnahmsweise auftauchen.

Die uns bekannten Symptome der Bleiaufnahme in den menschlichen Organis-mus sind vollkommen ausreichend (wie ja die Telekysche Arbeit zeigt), eine früh-zeitige zweifelfreie Erkenntnis zu sichern."

Für den Erfahrenen gilt im allgemeinen voll und ganz der Satz Dreschkes-Freiberg: „Nach meiner Überzeugung ist, auch wenn sonstige wissenschaftliche Untersuchungsmethoden nicht zur Anwendung kommen oder kommen können, das Bild einer Bleierkrankung ein so charakteristisches, daß dem geübten Praktiker die Diagnose stets leicht fallen wird."

Daß die in meinem Vortrag niedergelegten und hier neuerdings vertretenen Anschauungen teils insgesamt, teils im allgemeinen, die Zustimmung der allermeisten der Befragten, über größere Erfahrung verfügenden Ärzte gefunden, wird von einzelnen derselben ausdrück-lich betont: Kellendonk-Mechernich, Weber-Call, Schüler-Friedrichs-hütte, Wessel-Lautenthal, Dreschke-Freiberg, Mulert-Freiberg, Glaser-Kattowitz, Reuland-Duisburg, Bachfeld-Offenbach.

Auch was die **praktische Konsequenz** der periodischen Unter-suchung, was den zeitweiligen oder dauernden Ausschluß von der Blei-arbeit anbelangt, so gibt es natürlich niemanden, der die Notwendig-keit des Ausschlusses leugnen würde; alle Autoren sind sich auch bewußt, daß ein Ausschluß für den Betroffenen meist eine schwere wirtschaftliche Schädigung bedeute, und daß dies Moment uns zur Vorsicht zwinge, daß wir deshalb uns bemühen müssen, einerseits jeden, bei dem mit Rücksicht auf seinen Gesundheitszustand Ausschluß von Bleiarbeit notwendig erscheint, tatsächlich auszuschließen, andererseits aber niemanden aus übergroßer Vorsicht grundlos wirtschaftlich zu schädigen.

Soweit es sich hier um andere Symptome handelt, besteht zwischen meinen Ausführungen und denen der in der Rundfrage zu Wort ge-kommenen Ärzten weitestgehende Übereinstimmung mit Ausnahme der oben erwähnten verschiedenen Wertung von Lähmung und Schrumpfniere, aber doch ist es wohl von Interesse, die Äußerungen einzelner Herren anzuführen.

Glaser-Kattowitz sagt, nachdem er für die Untersuchung der Arbeiter vor ihrer Einstellung zur Bleiarbeit warm eingetreten: „Über die ärztliche weitere Beobachtung der Arbeiter während des Betriebes, d. h. über deren Zweckmäßigkeit, dürfte sich eine Erörterung erübrigen, da dieselbe mit den unumgänglich notwendigen Maßnahmen in innigem Zusammenhang steht und sich seit Jahren voll und ganz bewährt hat."

Dr. Schüler-Friedrichshütte: Krankheitsverdächtige werden hier sofort von den gefährdeten Arbeitsstellen entfernt und in kürzeren Intervallen einer neuen Untersuchung unterzogen.

Die Entscheidung über völligen Ausschluß von der Arbeit wird nur unter Berücksichtigung des gesamten körperlichen Zustandes und der wirtschaftlichen Lage des Arbeiters gefällt. Jüngere Arbeiter, welche sich besonders empfindlich gegen die Einwirkung von Blei erweisen, werden rücksichtslos dauernd von der Bleiarbeit ausgeschlossen.

Weber-Call: Die bleikranken Arbeiter brauchen m. E. durchaus nicht immer ganz entlassen zu werden; in den meisten Betrieben, wenigstens auf den Bleihütten, gibt es viele ungefährliche Arbeitsstellen, an denen die Arbeiter der Einwirkung des Giftes gänzlich entrückt sind; an diesen Stellen können die Bleikranken, falls sie noch arbeitsfähig sind, und ebenso die der Bleikrankheit Verdächtigen weiter beschäftigt werden, sie verdienen alsdann für eine Zeitlang vielleicht etwas geringeren Lohn, bleiben aber auf diese Weise von den wirtschaftlichen Folgen des Arbeitsausschlusses verschont.

Dr. Hille-Sophienhütte: Eine Gleichstellung der Bleivergiftung mit einem Unfall hat viel gegen sich, es würden meiner Überzeugung nach dadurch leicht Simulationen verursacht werden. Wohl aber müßte dafür gesorgt werden, daß der Ausfall an Lohn bei Aufgabe der Arbeit an gefährlichen Stellen kein allzu großer würde. Auf Sophienhütte, wo dies nach Möglichkeit berücksichtigt wird, gibt es unter den Arbeitern, welche auf meine Veranlassung eine andere Arbeit bekamen, keine Unzufriedenen oder mir deshalb feindlich Gesinnten.

Jakob-Klausthal ist in voller Übereinstimmung mit mir der Meinung, daß bei älteren qualifizierten Arbeitern nur ganz besonders zwingende Gründe zur Ausschließung oder längeren Suspendierung veranlassen, während seines Erachtens jeder junge Bleiarbeiter in seinem eigenen gesundheitlichen Interesse einmal im Jahr für 6 Wochen den Bleiarbeiten ferngehalten werden sollte.

Böttrich-Hagen: Unter den Ausschluß müssen auch jene fallen, bei denen beginnende Frühsymptome der Behandlung trotzen. Mit dem Wechsel der Arbeiter wird man um so leichter vorgehen können, je reichlicher bleifreie Arbeit, wie das bei der Akkumulatorenfabrik-Aktiengesellschaft der Fall ist, angewiesen werden kann. Ferner weist er darauf hin, daß sich hier der sozialen Gesetzgebung noch ein weites Feld bietet.

Dr. Koelsch-München: Den Schlußfolgerungen Telekys und den Leitsätzen (S. 49/50) schließe ich mich im wesentlichen an. Ich möchte jedoch besonders hervorheben, daß bisher meine auf zeitweiligen oder gänzlichen Arbeitsausschluß gerichteten Bemühungen in den meisten Fällen versagten, entweder weil (in der Minderzahl) keine geeignete Beschäftigung augenblicklich vorhanden war oder weil (in der Mehrzahl der Fälle) die Arbeiter hierdurch eine finanzielle Schädigung erlitten hätten, die sie im Interesse ihrer Familie nicht freiwillig auf sich nehmen zu können glaubten; meine Überredungskünste erwiesen sich hierbei meist als vergeblich. Da eine derartige überlegte Prophylaxe von außerordentlicher sozialhygienischer Bedeutung ist und zweifellos der Tendenz der Versicherungsgesetzgebung entspricht, müßten Krankenkassen und Versicherungsanstalten in der Lage sein, die durch den prophylaktischen Arbeitswechsel bedingte Lohndifferenz zu tragen. Eventuell wären die Arbeitgeber zu veranlassen, aus etwaigen Unterstützungskassen die ärztlich suspendierten Arbeiter bei Lohnminderung schadlos zu halten.

Bisher waren meine diesbezüglichen Anregungen allerdings vergeblich. Es wäre daher dringend zu wünschen, daß von maßgebender Stelle (Reichsversicherungsamt) entsprechende einheitliche Direktiven erlassen würden.

Gewiß ist eine Regelung der Frage nach der Entschädigung der von ihrer Berufsarbeit Ausgeschlossenen im hohen Grade wünschenswert und gerade der Ausschluß gelernter Arbeiter — aus ihnen schöpft Koelsch seine Erfahrungen — bringt viel mehr Schwierigkeiten mit sich als der ungelernter Industriearbeiter. Dieser Umstand veranlaßte mich eben, sowohl zeitlichen als dauernden Arbeitsausschluß gerade für gelernte Arbeiter auf das vom ärztlichen Standpunkt aus möglichst geringe Maß zu beschränken. Sowohl die Frage der Entschädigung als auch die Frage der tatsächlichen Durchführung eines Arbeitsverbotes (für Bleiarbeit) ist für diese Arbeiter von größter Wichtigkeit. Letzteres kann praktisch nur durchgeführt werden durch Untersuchung jedes zu einer Bleiarbeit Aufzunehmenden in jedem Betriebe, Fürsorge für die Entschädigung aber kann nur im Zusammenhange mit der Sozialversicherung getroffen werden.

Zum Schlusse sei nochmals auf die oben im Zusammenhange erwähnte Anregung Jakob-Klausthal, jeden jungen Bleiarbeiter alljährlich für 6 Wochen von Bleiarbeit fernzuhalten, hingewiesen.

Erwähnenswert ist auch ein Vorschlag Dreschkes, der, wenn die Umstände seine Durchführung gestatten, gewiß von größter Bedeutung.

Dr. Dreschke-Freiberg: Eine ausgezeichnete Kontrolle über die Erkrankungen des einzelnen Arbeiters wird seit ungefähr 30 Jahren dadurch erreicht, daß jeder Arbeiter ein festgebundenes Krankenbuch besitzt, in dem alle Erkrankungen und Verordnungen eingetragen werden und das so stark ist, daß ein Buch für die ganze Beschäftigungszeit ausreicht.

Im Anhange sei eine Tabelle über die Bleivergiftungen in einer Akkumulatorenfabrik (Köln-Kalk) gebracht, die mir der Veröffentlichung wert erscheint.

Ich will aber nicht schließen, ohne — bei all den großen Nutzen, den die periodische Untersuchung und die auf ihr fußenden Maßnahmen bilden — nochmals zu betonen, daß von größter Wichtigkeit hygienische und hygienisch-technische Maßnahmen sind.

Diesen haben es wir zu danken — wie Jakob-Klausthal ausführt — daß wir die grausigen Bilder, wie sie Brockmann in seinen „Bleierkrankungen des Oberharz" beschreibt, nicht mehr zu Gesichte bekommen. Ihren weiteren Fortschritten muß auch die vollständige Verhütung der Bleierkrankungen vorbehalten bleiben.

Übersicht über Erkrankungen in Fabriken von Bleiprodukten.

Fabrikations-zweig	Jahr	Mit Bleiprodukten kommen in Berührung		durch-schnitt-lich be-schäftigt	Zahl der Erkrankungen an Bleikolik						Gesamt-zahl der Krank-heits-tage	Anzahl der Fälle von Magen- und Darm-katarrh
		Stamm-Arbeiter	Passanten		kürzer als 14 Tage	länger als 14 Tage	Zu-sammen	Bei Stamm-Arbeitern	Bei Passan-ten	Zu-sammen		
1	2	3	4	5	6	7	8	9	10	11	12	13
Akkumulatoren-Fabrik	1905	448	262	380	4	8	12	11	1	12	297	16
„	1906	454	320	400	10	20	30	24	6	30	577	51
„	1907	449	129	473	8	20	28	28	—	28	607	60
„	1908	436	27	342	10	35	45	44	1	45	1107	57
„	1909	379	40	260	2	16	18	14	4	18	449	32
„	1910	348	48	290	1	8	9	8	1	9	213	23
„	1911	312	20	250	4	—	4	4	—	4	40	20
„	1912	271	11	230	—	2	2	2	—	2	57*)	23
davon Streicher	1905	108	34	58	3	8	11	10	1	11	289	—
„	1906	136	150	85	9	14	23	17	6	23	476	—
„	1907	178	64	85	5	19	24	24	—	24	545	46
„	1908	131	11	96	10	25	35	34	1	35	702	45
„	1909	129	24	66	2	14	16	12	4	16	409	24
„	1910	95	34	72	1	7	8	7	1	8	193	14
„	1911	72	3	55	2	—	2	2	—	2	19	6
„	1912	64	2	49	—	—	—	—	—	—	—	10
Bleihütte	1907	18	—	18	—	1	1	1	—	1	15	9
„	1908	31	4	18	—	—	—	—	—	—	—	3
„	1909	23	2	17	—	—	—	—	—	—	—	—
„	1910	21	3	14	—	2	2	2	—	2	41	1
„	1911	18	—	15	—	2	2	2	—	2	41	3
„	1912	28	6	21	1	2	3	—	3	3	153	1

*) Von den 57 Tagen kommen 45 auf einen der beiden Erkrankten, der als Simulant bezeichnet und deshalb aus dem Hospital gewiesen wurde.

Umfrage über Frühdiagnose der Bleivergiftung.

Von

Dr. H. Gerbis, Thorn.

Die Umfrage des Institutes für Gewerbehygiene im Anschlusse an
den Telekyschen Vortrag: „Die ärztliche Überwachung und Begutachtung der in Bleibetrieben beschäftigten Arbeiter" hat das erfreuliche Ergebnis erzielt, daß viele Ärzte ihre Erfahrungen auf diesen
Gebieten mitgeilt haben, von denen man im allgemeinen in den Fach-
blättern nichts hört. Über die eingelaufenen Äußerungen habe ich
auftragsgemäß vom Standpunkte des Fabrikarztes zu berichten. Soweit ich unterrichtet bin, sind die meisten Herren, welche zur vorliegenden Frage etwas mitgeteilt haben, Fabrikärzte im weiteren Sinne,
d. h. sie stehen in einem langdauernden festen Vertragsverhältnisse zur
Werkleitung, sind aber daneben als praktizierende Ärzte tätig. Es fehlen
jedoch auch nicht die staatlich beamteten Ärzte und die Wissenschaftler.

Man gewinnt aus den eingelaufenen Äußerungen den Eindruck,
daß sich die bisher vorherrschende Ausübung des Arbeiterschutzes
durch privatbeamtete Ärzte in weitem Umfange bewährt hat. Wir
finden bei den Erfahrenen die erfreuliche Tatsache hervorgehoben,
daß infolge der hygienisch-technischen Verbesserungen, der genaueren
ärztlichen Untersuchungen und unermüdlichen Belehrungen der Arbeiter
eine wesentliche Besserung überall dort eingetreten ist, wo die genannte
Fürsorge der Arbeiterschaft zuteil wird (Dreschke, Hübner, Rosenträger, Schüler, Wessel). Die früher häufigen schweren Erkrankungen sind zur Seltenheit geworden, die leichteren Fälle werden
durch rechtzeitige Maßnahmen vor Verschlimmerung und dauerndem
Schaden bewahrt. Die bisherigen Erfolge sprechen also beredt dafür,
daß wir auf dem richtigen Wege zum Ziele sind, wenn auch noch
viel Einzelarbeit zu leisten bleibt, und mannigfache Aufgaben des Ge-
setzgebers und der Gewerbeaufsicht harren.

Eine Übereinstimmung der Ansichten ist darin festzustellen, daß
die ärztliche Fürsorge bereits vor Eintritt der Arbeiter in die Bleibetriebe einzusetzen habe. Auch diejenigen, welchen eine Eintritts-
untersuchung bisher nicht obliegt, erklären sie für erforderlich (Schröder-
Radzionkau). Die Meinung (Isermeyer), die persönliche Kenntnis
der Einzustellenden und ihrer Familien befähige besonders die Werkleitung, ungeeignete fernzuhalten, kann ich nicht hoch anschlagen,
denn erstens wird die Werkleitung diese genaue Kenntnis der Be-
werber doch nur bei sehr kleiner Ausdehnung des Kreises haben, aus

dem sich die Arbeiterschaft ergänzt, zweitens bürgt die Gesundheit der Familienangehörigen keineswegs für die Bleitauglichkeit des Einzustellenden; auch wird der ortsansässige Arzt die zuverlässigere Kenntnis der Familien seines Bereichs haben, und endlich hindert ja nichts die Werkleitung, von vornherein Untaugliche überhaupt nicht zur ärztlichen Untersuchung zu schicken. Die Wichtigkeit der Aufnahmeuntersuchung für die Bekämpfung der Bleigefahr ist also unbestreitbar.

Abzulehnen sind schwächliche, blutarme, tuberkulöse oder der Tuberkulose dringend verdächtige, sowie nierenkranke Leute. Erhöhte Vorsicht erfordern Nervöse, mit körperlichen Fehlern und Gebrechen behaftete, und insbesondere solche, die schon Zeichen der Bleieinwirkung aufweisen (Glaser, Müller-Bensberg). Betont wird (Dreschke, Pichler, Schulte), daß auch Trinker in hohem Maße bleigefährdet sind, und mehrere Herren verlangen vor Eintritt zur Bleiarbeit eine Instandsetzung des Gebisses, bzw. Zurückweisung Zahnkranker (Dreschke, Krämer, Pichler, Schulte, Wessel). Welche Mindestanforderungen der einzelne Arzt auch stellen oder der Gesetzgeber anordnen mag, die Unerläßlichkeit der Aufnahmeuntersuchung wird allseitig anerkannt, will man die Opfer des Bleies vermindern (Hübner, Glaser, Schmerl).

Die Anregung, junge Arbeiter in den ersten Jahren ihrer Tätigkeit je 6 Wochen von Bleiarbeit fernzuhalten (Jakob), wird ohne Zweifel dort, wo sie durchführbar ist, günstig wirken, aber sie scheint nicht überall erreichbar. Sofern es sich um Arbeiten handelt, die keine Kenntnisse voraussetzen, mag sie in größeren Betrieben geringe Schwierigkeiten machen, anders liegt es aber z. B. bei Handwerkslehrlingen, für welche ein Ersatz schwer zu beschaffen ist, und die auch nicht ohne Nachteil ihre Lehrzeit für jährlich 6 Wochen unterbrechen dürften. Besser erscheint mir der Vorschlag (den Weidauer andeutet), die Untersuchungen der jüngeren Arbeiter in kürzeren Zwischenräumen vorzunehmen, als jene der älteren Leute, die bereits eine gewisse Festigkeit gegen Blei bewiesen und, wie ich hinzufügen möchte, eine gewisse Schulung im Selbstschutze vor Bleiaufnahme erfahren haben (Schüler).

Daß die regelmäßigen ärztlichen Untersuchungen in der Bekämpfung der Bleikrankheit nicht entbehrt werden können, ja das wichtigste Mittel überhaupt darstellen, darüber herrscht nur eine Stimme. Gerade die Männer der längsten Erfahrung verlieren hierüber kaum ein Wort und halten diese Maßnahme für selbstverständlich. Auch das Gesetz des Deutschen Reiches fordert diese Art ständiger ärztlicher Überwachung für alle Bleibetriebe, auf welche es sich erstreckt. Die Untersuchungen an arbeitenden Malern haben einen so hohen Anteil der auf Blei beziehbaren Krankheiten ergeben (Koelsch), daß man vom Standpunkte des Arztes aus wünschen muß, das Gesetz möge sich auf jede Bleiarbeit erstrecken und auch die Kleinbetriebe umfassen. Meines Wissens ist diese Erweiterung bisher an den großen Schwierigkeiten der Durchführung gescheitert.

Die regelmäßigen ärztlichen Untersuchungen haben auch einen nicht zu unterschätzenden erzieherischen Wert. Den Leuten wird damit eindringlich zum Bewußtsein gebracht, daß ihnen gewisse Gefahren drohen, daß sie andererseits aber sich selbst durch Vorsicht und Sauberkeit vor diesen bewahren können (Dreschke, Isermeyer). Die Warnung (Weidauer), der Arzt solle sich bei Schilderung der Gefährlichkeit der Bleiarbeit jeder unnützen Übertreibung enthalten, sei ausdrücklich hervorgehoben. Der Arzt wird die Gelegenheit wahrnehmen, persönliche Belehrung zu erteilen, in geeigneten Fällen kleinere Störungen durch Arzneimittel zu beheben suchen, oder aus dem Mißerfolge sonst wirksamer Mittel den Verdacht bleiischer Grundlage schöpfen (Böttrich). Er wird auch gelegentlich der Unterhaltung mit den ihm Anvertrauten Misstände kennen lernen, die ihm bisher unbekannt waren, und deren Beseitigung anregen (Kramer).

Nur über die Häufigkeit der Untersuchungen können noch Zweifel obwalten. Bei der Mehrzahl der Betriebe sind vierwöchentliche Untersuchungen eingeführt, wie sie das deutsche Gesetz vorschreibt, meist ergänzt durch die Möglichkeit, gefährdet erscheinende Leute in kürzeren Abständen nachzuuntersuchen. Längere Fristen werden durchweg abgelehnt. „Es ist geradezu unverständlich, schreibt Jakob-Klausthal, wie Professor Blum in Frankfurt, ein auf unserem Gebiete so verdienstvoller Arzt, sich mit seltenen, etwa alle 3 Monate stattfindenden ärztlichen Untersuchungen begnügen, dafür aber Laien, und zwar den Betriebsführern oder sonstigen geeignet erscheinenden Werksbeamten die zwischenzeitlichen Untersuchungen übertragen will." Es bleibe unbestritten, daß diese Männer bei gutem Willen gewisse Krankheitszeichen ausreichend wahrzunehmen vermögen, besonders beim Nachlassen der allgemeinen Leistungsfähigkeit, der Merkfähigkeit, bei leichten seelischen Störungen würden sie dem Arzte oft wertvolle Fingerzeige geben können (Schenk), aber die gesundheitliche Sicherheit der Arbeiter ist bei ihnen nicht hinreichend geschützt. Wer wollte es einem Werkführer ernstlich verübeln, daß er gelegentlich seine Bedenken hintansetzt, wenn er Gefahr läuft, durch Krankmeldung einiger seiner Leute die verlangte Arbeit nicht zu bewältigen? Ja, auch die vierwöchigen Zwischenräume werden von gewichtigen Stimmen (Böttrich, Jakob, Schulte) als zu lang bezeichnet, und zwei- bis einwöchentliche Besichtigungen gefordert. Böttrich (vgl. Zentralbl. f. Gewerbehygiene 1913, Nr. 4) verlangt eine wöchentliche ärztliche Untersuchung, die sich auf sämtliche Bleiarbeiter und alle Angestellten zu erstrecken hat, welche als Techniker, Buchhalter, Ingenieure oder Betriebsleiter in Bleiräumen häufig oder andauernd tätig sind oder in Räumen arbeiten, die mit Bleiwerkstätten räumlich verbunden sind. Erst durch diese wöchentlichen ärztlichen Untersuchungen können schon zeitig diejenigen Maßnahmen eingeleitet werden, welche zur Klärung eines vorliegenden Krankheitsverdachts nötig sind. Sogar Untersuchungen mit längerer Pause als 2 Wochen hält er für völlig ungenügend, da er z. B. bei einem Plattenputzer der Akkumulatorenfabrik eine Bleilähmung von einer Woche zur anderen auftreten sah.

Gewiß ist die Sicherheit die beste bei den kürzesten Zwischenräumen, vorausgesetzt, daß die Befürchtung Blums nicht zutrifft, der Untersucher werde dabei nachlässig werden. Doch diese Gefahr hat, glaube ich, mit dem Zeitraum wenig zu tun, denn auch vierwöchige und dreimonatige Abstände stärken die Gewissenhaftigkeit eines Ungeeigneten nicht. Und bei wöchentlicher Untersuchung kann es weniger schwere Folgen haben, daß das eine oder andere Zeichen übersehen wird, als wenn der Gefährdete dem Arzte erst nach einem oder gar drei Monaten wieder zu Gesichte kommt.

Die Notwendigkeit, in allen Betrieben eine so kurzfristige Untersuchung durchzuführen, scheint jedoch nach den vorliegenden Berichten nicht gegeben. Wir wollen bei dieser Frage von etwaigen Nachteilen für die Arbeitsleistung absehen. Die Gefahrengröße ist nicht überall die gleiche! Professor Carozzi hebt diesen Gesichtspunkt hervor und bezeichnet metallisches Blei und seine Legierungen als weniger gefährlich gegenüber den löslichen Bleiverbindungen. „Die Gefahr ist eine große und immer drohende bei den Lackierern, wo eine Bleikolik schon nach wenigen Tagen der Ausübung ihres Berufes ausbrechen kann, viel weniger sind Setzer und Schriftgießer einer solchen Gefahr ausgesetzt. So lehrt mich die Erfahrung, wo ich meine Beobachtungen zu verschärfen habe." Dagegen betont Dreschke, daß nach seiner sich über fast vier Jahrzehnte erstreckenden Erfahrung auch der Bleistaub große Gefahren bringe, nicht weniger, als der Bleirauch. Schönfeld berichtet als Ergebnis seiner Untersuchungen in Buntdruckanstalten Leipzigs, daß von 35 untersuchten arbeitsfähigen Frauen nicht weniger als 30 bleikrank waren, von diesen 14 schwer. Er stellt für sein Gebiet folgende Gefahrenstufen auf: Am meisten der Bleierkrankung ausgesetzt sind 1. Arbeiter in Puderräumen (Buntdruck), 2. Schriftgießer, 3. Arbeiter in Farbenfabriken (Bleifarben, Ref.), 4. Maler, 5. Galvanoplastiker, 6. Buchdrucker, 7. Feilenhauer, Metallschleifer, Stereotypeure und Retoucheure und ähnliche Berufe, und 8. erst die Schriftsetzer. — Der Medical Inspektor of Faktories, Dr. Legge-London studierte die quantitative Bleiaufnahme durch die Atemluft in ihrer Beziehung zur Erkrankungsgefahr und schreibt (Goadby and Legge: Lead Poisoning and Lead Absorption. p. 207): „— we believe that, if the amount of lead present in the air breathed contains less than 5 milligrammes per 10 cubic metres of air, cases of encephalopathy and paralysis would never, and cases of colic very rarely, occur. — Somewhere about 2 milligrammes, or 0,002 gramme, of lead we regard as the lowest daily dose which, inhaled as fume or dust in the air, may, in the course of years, set up chronic plumbism." Diese Bestimmungen der Bleimengen in der Atemluft haben zweifellos hohen wissenschaftlichen Wert, für den Arbeiterschutz in Bleibetrieben sind sie nutzlos. Ja, es wäre oft geradezu verhängnisvoll, wollte man die ärztliche Arbeiterüberwachung ersetzen **durch** chemische Untersuchungen der Atemluft in den Arbeitsräumen, die naturgemäß nur Stichproben sein können, und wollte man überall da, wo ein Bleigehalt von weniger als 2 mg im Raummeter Atemluft ermittelt wurde, Bleigefahr für ausgeschlossen halten. Für den wirksamen Bleischutz in Handwerks- und Fabrikbetrieben ist es eben Sache der Erfahrung, die Gefahrengröße der verschiedenen Arbeiten zu erkennen. Ob es sich um metallisches Blei oder um lösliche Verbindungen handelt, ausschlaggebend sind wohl die äußeren Umstände der Verarbeitung. Ich fand beispielsweise in meinem Beobachtungskreise das Abschmelzen oder Verbleien im Innern von Kesseln usw. viel gefährlicher, als das Verarbeiten feuchter Bleifarben oder Bleisalze in offenen Bütten. Der Schutz vor Bleiaufnahme ist im letzteren Falle leicht, im ersteren kaum durchführbar. Schmerl betont die Gefährlichkeit der Arbeiten an den Schachtöfen, und so wird jeder Arzt meines Erachtens für sein Gebiet selbst einteilen müssen, denn gerade die Verschiedenheit der äußeren Umstände macht es dem Gesetzgeber so schwer, eine für alle Verhältnisse anwendbare Vorschrift zu finden.

Wenn ein Untersuchungsarzt (Schröder) z. B. für die Zinkhütten die monatlich einmal erfolgende Untersuchung als völlig ausreichend erachtet, so werden wir ohne weiteres annehmen dürfen, daß ihn schon eine ähnliche Erfahrung, wie die von Böttrich erwähnte, von der Notwendigkeit kürzerer Zwischenräume, vielleicht nur für gewisse Altersstufen oder Arbeitsarten, überzeugen würde, und daß eben seine bisherigen Beobachtungen ihm diese Notwendigkeit nicht ergaben.

Wir dürfen also im allgemeinen an den vierwöchigen Zwischenräumen festhalten, werden jede über das Mindestmaß hinausgehende Einrichtung freudig begrüßen, und der Gesetzgeber sollte sich meines Erachtens die Festsetzung kürzerer Fristen bei gegebener Notwendigkeit vorbehalten. Durch eine solche Erweiterungsmöglichkeit werden Lücken auszufüllen und diejenigen Unternehmer, denen es not tut, von dem wirtschaftlichen Werte hygienisch-technischer Verbesserungen wirkungsvoll zu überzeugen sein.

Einmütig gefordert wird die Gelegenheit, verdächtige Personen einer früheren Nachuntersuchung zu unterziehen.

Die Ausführung der regelmäßigen Untersuchungen ist nur in wenigem verschieden. Weitaus die meisten Ärzte verlangen einen besonderen, durch Tageslicht gut erhellten Untersuchungsraum, in welchem die Arbeiter nach Säuberung des Körpers vor den Arzt treten. Die etwas spöttische Ablehnung des „Paradeaufmarsches in einem Untersuchungszimmer" (Pichler) steht allein.

Eine gewisse Übung ist erforderlich, um gründlich genug, aber ohne unnötigen Zeitaufwand zu untersuchen. Böttrich schildert sein Vorgehen so (l. c.): „jeder Arbeiter streckt beim Eintritt in das Untersuchungszimmer seine beiden Hände in Überstreckung (Dorsalflexion), zeigt Zunge und Zahnfleisch. Auffallende Änderungen, wie gespannter Puls, des Zahnfleisches, der Schleimhäute, der Hautfarbe geben dann

Veranlassung, eventuell in eine nähere Blut- und Harnuntersuchung einzutreten." Ebenso richtet Schenk-Wilmersdorf sein Augenmerk hauptsächlich auf den Ernährungszustand, die Färbung des Gesichts (Kolorit), den Bleisaum, Geruch aus dem Munde, dann fühlt er den Puls, achtet auf Zittern und Lähmungserscheinungen an den Händen und fragt nach dem Befinden. Er erhielt dabei jedoch nur selten zuverlässige Auskunft, da die meisten ihre Klagen geheim halten, um wirtschaftlicher Schädigung zu entgehen (Schulte). Letztere Erfahrung hat auch Pichler gemacht, der besonders auf die bisweilen frühzeitig auftretende, von keinen anderen Zeichen der Bleieinwirkung begleitete, Abzehrung des ganzen Körpers hinweist, deren Bewertung Weber und Reuland teilen. Neben dieser ist der üble Mundgeruch ein schnell festzustellendes und ernstes Warnungszeichen (Dreschke, Weber, Weidauer), dessen Vorhandensein nebst Zittern und Reflexsteigerung in aller Kürze wesentliches erkennen läßt.

In dieser Weise ausgeführt werden die Untersuchungen in verhältnismäßig kurzer Spanne einen hinreichenden Überblick über eine große Anzahl von Leuten gewinnen lassen, der nur dazu dient, verdächtige zurückzustellen, bei denen dann die zur Klärung erforderlichen weiteren Untersuchungen bzw. Verordnungen vorgenommen werden. Der Anfänger wird dabei natürlich unter Umständen in der doppelten Zeit weniger leisten, als der Geübte, aber jeder, der ärztliche Kenntnisse und eine gewisse ärztliche Allgemeinerfahrung mitbringt, wird sich in das Sondergebiet der Bleierkrankungen bald einarbeiten. Für diesen Zweck ist gerade der Telekysche Vortrag hervorragend geeignet, und mehrere Herren, die ihn gelegentlich dieser Umfrage erhielten, haben den Wunsch geäußert, man möge den Untersuchungsärzten diesen bei aller Kürze erschöpfenden Abriß zur dauernden Verfügung stellen (Mulert, Wessel).

Der Wert der regelmäßigen Untersuchungen wird noch gesteigert, wenn der Arzt seine Schutzbefohlenen immer aufs neue in der Vermeidung der Bleigefahren unterweist (Dreschke), das den Händen anhaftende Blei vielleicht durch Schwefelnatriumlösung sichtbar macht (Weidauer), oder, wie Kramer-Asbach, durch ein kleines Examen prüft, ob jeder einzelne die Anweisungen richtig aufgefaßt hat.

Ich finde unter den eingelaufenen Äußerungen eine Anzahl, deren jede Zeile eine gediegene Erfahrung verrät, deren Schreiber aber in den neueren Weisen der Blut- und Harnprüfung keine Übung besitzen, in ihnen auch bisher keine wesentliche Bereicherung zu erblicken vermögen (Dreschke, Schulte). Diese Männer weisen darauf hin, daß das Bild der drohenden oder vorhandenen Bleierkrankung ein ausgesprochen klinisches Krankheitsbild ist, halten auch die Feststellung in den weitaus meisten Fällen für leicht. Aber es erscheint trotzdem nötig, immer wieder darauf hinzuweisen, daß die Erkennung der Bleigefahr einzig und allein Sache des Arztes sein kann, daß niemals das eine oder andere Zeichen an sich genügt, eine Bleierkrankung festzustellen oder auszuschließen. Die einen bewerten das aschfahle, blaßgelbliche

Gesichtskolorit sehr hoch (Böttrich, Koelsch, Kranenburg, Schulte, Weber), ein anderer (Frey) wünscht „ein objektiveres Kriterium, als das so subjektive Bleikolorit". Der für die von Blum vorgeschlagenen Laienuntersuchungen wichtige Bleisaum wird, wenn er frühzeitig auftritt, als dringendes Warnungszeichen gewürdigt, während er bei älteren Arbeitern allein bedeutungslos ist (Dreschke, Hille, Hübner, Weber). Böttrich freilich wertet den Bleisaum bereits als ein Vergiftungsmerkmal, da er bei seinen Leuten strengstens eine sorgfältige Zahnpflege durchführt. Seine Auffassung gilt also nur unter dieser — leider selten zutreffenden — Voraussetzung. Bei 151 zurzeit arbeitsfähigen Verbleiern fand Koelsch 113 mal einen Bleisaum und zwar stark bis deutlich bei 44, angedeutet bis schwach bei 69 Arbeitern. Weber stellte im Durchschnitte bei 15 bis 20 % seiner Leute einen Bleisaum fest, während nur 2 bis 3 % bleikrank wurden. Der Kreisarzt von Kattowitz (mitgeteilt von Frey) sah bei 139 Zinkhüttenarbeitern nur 42 mal Bleisaum, während Körnchenzellen bei 128 = 87 % gefunden wurden. Ich selbst fand unter 190 arbeitenden Verbleiern 97 mal Bleisaum, und zwar 52 mal geringen, 17 mal sehr starken. Daraus geht wohl hervor, daß mit dem Bleisaum an sich nicht eben viel anzufangen ist. Und auch weder die mikroskopische Blutuntersuchung, noch die chemische bzw. spektroskopische Harnanalyse vermögen ärztliches Können in irgend etwas zu ersetzen, sondern nur zu stützen. Ich will hier betonen, daß auch ohne die letztgenannten Untersuchungen, deren Bewertung im einzelnen den anderen Herren Referenten überlassen bleibe, eine erspießliche Tätigkeit zur Verhütung der Bleierkrankung möglich ist. In unklaren Fällen wird man sie sehr gerne heranziehen, in gerichtlichen und zu begutachtenden Fällen ihrer nicht entraten können, als unumgänglich notwendig zur Durchführung des Arbeiterschutzes dürfen wir sie aber nicht erklären. Wir wenden uns damit gegen die von einem beamteten Gewerbearzte (Holtzmann-Karlsruhe) aufgestellte Forderung, es dürften mit den Bleiarbeiter-Untersuchungen nur diejenigen Ärzte betraut werden, „die mit ärztlichen und technischen Spezialkenntnissen ausgerüstet sind und denen die zur genauen Untersuchung (basophile Granulationen der Blutkörperchen, Hämatoporphyrinurie) nötigen Hilfsmittel zu Gebote stehen." Wie ungerechtfertigt es ist, besonders von dem Nachweise der genannten technischen Fertigkeiten die behördliche Bestätigung des Untersuchungsarztes abhängig zu machen, möge folgendes Zahlenverhältnis zeigen: Bei 195 Bleiarbeiteruntersuchungen fand ich

vereinzelte gekörnte rote Blk. mit Htp. 5 mal, ohne Htp. 13 mal
vermehrte   „   „   „   „   „ 12 „ ,   „   „   4 „
sehr reichliche „   „   „   „   „ 6 „ ,   „   „   5 „ ,

dagegen aber 6 Leute mit Bleikolorit und beachtenswerten klinischen Erscheinungen, welche weder gekörnte Erythrozyten, noch Hämatoporphyrin aufwiesen. Bei keinem dieser 6 Leute hätte, glaube ich, ein erfahrener Arzt an Bleikrankheit gezweifelt. Es zeigt eben eine größere Untersuchungsreihe — und ich verweise hier auf Teleky —, daß auch diese beiden Arten der Blut- und Harnprüfung nur je ein Anzeichen liefern, das aber auch fehlen kann. Es ist Zeit, die Hoffnung aufzugeben, diese Zeichen könnten einen sicheren und allenthalben zuverlässigen Maßstab für das Bestehen und den Verlauf der Bleikrankheit geben. Sie ersetzen die abwägende und aufbauende Tätigkeit des Diagnostikers nicht. Der Wert dieser Untersuchungen wird vielmehr darin ·zu erblicken sein, daß sie in manchen Fällen den schlüssigen Beweis der Bleikrankheit führen lassen, wo die klinischen Erscheinungen nur den Verdacht einer solchen rechtfertigen, ja unter Umständen wird der Blutbefund überhaupt erst den Arzt auf die richtige Spur lenken. Aber diese Fälle sind selten. So nützlich also auch die Betätigung dieser Untersuchungen für denjenigen, der sie kennt, sein werden, und so erfreulich hoch ihre wissenschaftliche und praktische Bedeutung auch ist, — für die Verhütung der Bleierkrankungen ihre Beherrschung als unerläßliche Bedingung aufzustellen, erscheint unberechtigt. „Für Arbeiter, welche beruflich der Einwirkung des Bleis ausgesetzt sind, werden diagnostische Zweifel nur ausnahmsweise auftauchen. Die uns bekannten Anzeichen der Bleiaufnahme in den menschlichen Körper sind vollkommen ausreichend, wie ja die Telekysche Arbeit zeigt, eine frühzeitige zweifelsfreie Erkenntnis zu sichern" (Jakob).

Wer einige Übung im Mikroskopieren hat, erlernt übrigens die Blutuntersuchung ohne besondere Mühe. Der Blick schärft sich schnell für Polychromasie und basophile Granulationen. Die Herstellung der Blutausstriche bietet ebenfalls keine wesentlichen Schwierigkeiten, mögen auch anfangs viele mißlingen. Man kann ja die lufttrocken gewordenen Ausstriche einem geübteren Mikroskopiker einsenden. Vielleicht wird die Zukunft den Wunsch erfüllen (Schenk), daß staatliche Anstalten die Ausführung dieser immerhin zeitraubenden Untersuchungen zu geringem Preise übernehmen, wie es das Hygienische Institut in Leipzig seit Jahren tut.

Die Hämatoporphyrinprobe setzt den Besitz eines Taschenspektroskopes voraus, das für etwa 30 Mark zu haben ist. Man setzt zu 50 ccm des nötigenfalls enteiweißten Harnes 5 ccm 30 %iger Essigsäure und 50 ccm Essigester, schüttelt im Scheidetrichter durch 1—2 Minuten um, läßt $1/4$—$1/2$ Stunde absitzen, entfernt den Harn, fügt zum Essigester 5 ccm 5 %iger Salzsäure, welche das Htp. in sich aufnimmt, schüttelt kräftig, läßt absitzen und fängt die Salzsäure zur spektroskopischen Untersuchung in ein Reagensglas auf. (Methode nach Saillet).

Da Teleky die Hämatoporphyrinurie für ein ständigeres Zeichen hält, als die gekörnten Erythrozyten, habe ich die von ihm bekannt gegebene vereinfachte Probe mit Natronlauge in Parallelversuchen geprüft. Diese wird so ausgeführt, daß man zum Harne in dem Verhältnisse von 1 : 10 offizinelle Natronlauge fügt. Die ausfallenden Erdphosphate werden bei vermehrtem Htp.-Gehalte rosenrot bis violett gefärbt. Man kann auch den Bodensatz der Erdphosphate mit salzsaurem Alkohol ausziehen und diesen spektroskopisch prüfen. Ich verwendete die Methode nach Saillet. Von 40 spektroskopisch sichergestellten Fällen von Hämatoporphyrinurie war die Natronlaugenprobe 30 mal positiv. Einigemal ergab sie eine leicht verdächtige Färbung, während das Spektroskop das Fehlen von Htp. zeigte, niemals aber war sie deutlich positiv bei negativem Ausfall der spektroskopischen Prüfung. Ich halte also zu meinem bescheidenen Anteile die einfache NaOH-Probe für praktisch verwertbar. Sehr erfreulich wäre es, wenn diese Ergebnisse sich bestätigten, und damit die Htp.-Probe jedem Praktiker leicht zugänglich würde.

Schönfeld ging bei der Htp.-Probe von 500 ccm Harn aus und bestätigte dabei die Tatsache, daß auch der Harn Gesunder das Htp. in geringen Mengen enthalte. Für unsere Zwecke genügt und ist allein von Wert die Feststellung seiner Vermehrung. Von einer solchen kann man nach van Embden und Kleerekooper sprechen, wenn aus 50 ccm Urin nachweisbare Htp.-Mengen gewonnen werden. Deshalb wird man sich für den Htp.-Nachweis auf 50 ccm Harn beschränken müssen, deren Beschaffung natürlich keine Schwierigkeiten macht.

Beide Untersuchungen sind, wie ich zeigen wollte, ziemlich einfach erlernbar und jedem zugänglich.

Die Erhöhung des Blutdruckes ist nach meinen Untersuchungen, in denen ich 190 Verbleier auf alle Zeichen der Bleikrankheit prüfte, für die Erkennung der drohenden Bleivergiftung ohne Wert. Dagegen vermag die Blutdruckerhöhung bei vorhandener Erkrankung anscheinend häufig die Annahme bleiischer Krankheitsursache zu stützen. Immerhin ist die Blutdruckerhöhung von so vielen Umständen abhängig, daß wir für die regelmäßigen Untersuchungen auf Blutdruckmessung ohne Schaden verzichten können.

Auch die Blutdruckmessung ist leicht erlernbar.

Die weitaus schwierigste Aufgabe des Untersuchungsarztes liegt auf einem ganz anderen Gebiete, und ihre Lösung wird durch kein Examen verbürgt. Sie besteht darin, „einen bleierkrankten Arbeiter nicht unnütz durch Ausschluß zu schädigen, aber auf der anderen Seite den Zeitpunkt nicht zu verpassen, wo die Ausschließung notwendig wird, um den Ausbruch der Erkrankung zu verhüten. — Sie erfordert „außer theoretischem Wissen vor allem Erfahrung und einen gewissen Instinkt des revidierenden Arztes" (Jakob). Unsere erfahrensten Autoren gerade sind weit über das gesetzlich festgesetzte Maß der Untersuchungstätigkeit hinausgegangen, weil nur so die enge Fühlungnahme mit der Arbeiterschaft gewahrt werden kann, die ihnen zur Lösung der Schwierigkeiten erforderlich erschien. Das Gesetz kann für die Überwachung doch nur einen gewissen Grundriß aufstellen, in dessen Rahmen Erweiterungen möglich und oft notwendig sind. Der Werksarzt muß den Werkgang und die verschiedenen Arbeitsarten kennen (Kramer, Pichler, Schüler, Schulte), Gelegenheit haben, die einzelnen ·Leute während der Arbeit zu beobachten, einen Einblick in die wirtschaftlichen und häuslichen Verhältnisse zu gewinnen und muß bei seinen Entscheidungen die weitestmögliche Rücksicht auf diese nehmen. Für diesen Zweck ist ein gewisses Vertrauensverhältnis der Werkleitung gegenüber erforderlich. Ihr hat er auch mit ärztlichem Rate zur Seite zu stehen und sie auf gewisse Möglichkeiten zur Vermeidung von Erkrankungen hinzuweisen. Tut er das in verständnisvoller Weise, paßt er seine Forderungen auch der wirtschaftlichen Lage des Werkes an, so wird er manches wertvolle erreichen, mit dem alle Teile zufrieden sind. Ich erwähne hier z. B. den zeitweiligen Arbeiterwechsel und die Verkürzung der Arbeitszeit an gefährdeten Plätzen, die Möglichkeit, zu gewissen Zeiten bleifreie Arbeit für Gefährdete zu erwirken, die Vervollkommnung der technischen Schutzeinrichtungen, der Wasch- und Badeanstalten, die Bereitstellung von Zahnpflegemitteln, von Arbeitskleidern, die Bewilligung von Erholungsurlaub und Kurgebrauch unter Fortzahlung des Lohnes. Die freiwilligen Wohlfahrtseinrichtungen unserer großen Werke, die den berechtigten Stolz Deutschlands bilden, sind wohl nicht zum geringsten Teile auf die Tätigkeit der Fabrikärzte zurückzuführen, aber „wie es heutzutage so der Brauch" (Jakob), werden ihnen die Eignung und der gute Wille zur Durchführung der Arbeiterschutz-Gesetzgebung abgesprochen wegen ihrer Abhängigkeit vom Unternehmer.

Für die Mehrzahl der Fabrikärzte trifft es außer der geforderten Vertrauensstellung zu, daß sie zugleich Kassenärzte der Betriebskrankenkassen sind und als solche gelten für sie diejenigen Gründe, welche für die Eignung der Kassenärzte zum Arbeiterschutze angeführt werden, neben den erwähnten und der wohl nicht gut bestreitbaren Tatsache, daß sie gewisse Kenntnisse der sie angehenden Gewerbekrankheiten besitzen.

Nehmen wir hinzu, daß der Fabrikarzt die ständige Ueberwachung Verdächtiger besonders leicht durchführen kann, weil er täglich innerhalb der Fabrik seine Sprechstunden hält, und daß die Besichtigung der Arbeitsstätten nicht nur zu seinen Rechten, sondern sogar zu seinen Pflichten gehört, so wird es wirklich schwer, zu glauben, daß der Amtsarzt ihn ersetzen könne.

Bei kleineren Werken, die einen eigenen Werkarzt nicht haben, wird für die Durchführung der Untersuchungen die Wahl zwischen dem beamteten und dem Kassenarzte zu erwägen sein. Gewichtige Gründe (Dreschke, Hübner, Schüler, Schulte, Weber) sprechen zugunsten des letzteren, der vermöge seiner allgemeinärztlichen Tätigkeit die Arbeiter selbst, deren Wohn- und Lebensweise, frühere Erkrankungen u. a. m. kennt, der auch die Behandlung Erkrankter selbst durchführt. Da auch manche Vornahmen zur Klärung oder Behebung von Störungen unklaren Ursprungs ohne Arbeitsausschluß durchgeführt werden können, wobei die täglichen Sprechstunden dem Arzte die fortlaufende Beobachtung des Erkrankten ermöglichen, so erscheint von diesen Gesichtspunkten betrachtet der praktische Arzt in der Tat der Berufene. Er wird auch meist den Einfluß der ortsansässigen Industrie schon kennen. Damit verliert der Einwand an Bedeutung, daß die Allgemeinheit der ärztlichen Praktiker keine gewerbehygienischen Kenntnisse besitzt, der übrigens für die Amtsärzte zunächst nicht weniger gelten dürfte.

Über die Art· der Arbeit wird der Arbeiter selbst Auskunft geben können, wenn aber wirklich in allen Fällen die Kenntnis der Betriebseinrichtungen als notwendig erachtet werden sollte, so müßte dem Untersuchungsarzte die Möglichkeit einer Werkbesichtigung gesetzlich erwirkt werden. Dann freilich muß der Unternehmer die Wahl des Amtsarztes vorziehen dürfen, dessen Dienstpflicht besser Betriebsgeheimnisse schützt.

Im ganzen hat man sich aber doch vor Augen zu halten, daß der Arzt weder befähigt noch berufen ist, den technischen Gewerbeinspektor zu ersetzen. Beschränkt er sich auf die rein ärztlichen Maßnahmen, steht er der Fabrikleitung nur als Berater zur Seite, wie Pichler es — meines Erachtens mit vollem Recht — als das wünschenswerteste bezeichnet, so werden die befürchteten Reibungsflächen auch nicht erheblich sein. Teleky fordert ja hauptsächlich deshalb die Untersuchung durch den Amtsarzt, weil der Praktiker vom Arbeitgeber wie vom Arbeitnehmer abhängig sei. Der Unternehmer werde den Arzt, der ihm durch seine Maßnahmen unbequem wird, zu verdrängen bestrebt sein, der Arbeiter werde ihn, wenn er sich durch Arbeitsausschluß benachteiligt fühlt, auch als Kranker meiden, daher werde der Arzt in der Sorge um sein eigenes Fortkommen nachsichtiger sein, als mit den Zwecken des Bleischutzes vereinbar ist. In einem Falle wird allerdings der Arzt sich beide Teile zu Feinden machen, nämlich wenn er den Ausschluß zu frühzeitig festsetzt, also nach Jakobs Worten den Arbeiter unnütz schädigt. Diese Gefahr ist aber bei dem Amtsarzte viel größer, denn er wird, um ja nichts zu versäumen und in dem schönen Bewußtsein seiner Unverletzlichkeit, leichter den entfernten Verdacht drohender Gefahr zum Ausschließungsgrunde machen, da ihm naturgemäß die enge Fühlung mit der Arbeiterschaft nicht in dem Maße möglich ist, wie dem Praktiker. Er wird auch wohl die Verdächtigen dem Kassenarzte überweisen und jenem den Beweis zuschieben, daß die vorliegende Erkrankung nicht bleiischen Ursprungs sei.

Und noch eines ist zu bedenken: Der beamtete Arzt ist ein Vertreter der Behörde. Als solcher tritt er dem Unternehmer mit Anordnungen gegenüber, nicht mit Anregungen. Und Druck erzeugt Gegendruck. Ordnet er den Ausschluß des Gefährdeten von der Bleiarbeit an, so ist er dem Unternehmer gegenüber machtlos, wenn jener erklärt, er habe für den Betreffenden keine bleifreie Arbeit. Der Leidtragende ist dann der auf sein Krankengeld angewiesene Arbeiter. Und lange wird es bei einem solchen Zustande nicht dauern, bis die Bleiarbeiter das Frottieren der Wangen und Schminken

des Zahnfleisches gelernt haben. Ein Handtuch und ein Stück Lippen-
pomade genügen ja, um warnende Verfärbungen für die Dauer der
Untersuchung zu verdecken. Die nicht rein ärztlichen Anordnungen
bezüglich der Arbeitsweise usw. wird auch der Amtsarzt nur durch
den zuständigen Gewerbeinspektor erlassen können, und dieser wird
sich in seinen Forderungen an den Wortlaut des Gesetzes halten
müssen. Einrichtungen, die über das dort festgelegte Mindestmaß
hinausgehen, wird er also nicht durchsetzen können. Ich habe hier
mit Teleky einen passiven Widerstand des Unternehmers vorausgesetzt.
der sicher nicht so oft zutrifft, wie man nach Telekys Ausführungen
(Zentralbl. für Gewerbehygiene 1913, Nr. 7) annehmen könnte, sonst
hätten die Praktiker nicht so geringschätzig von Telekys Befürch-
tungen gesprochen (Dreschke, Jakob, Schulte, Weber). Und
wo der Widerstand des Unternehmers nicht vorhanden ist — den
meisten Industriellen, die keine Fabrikärzte haben, wird es wohl
gleichgültig sein, wer ihre Leute untersucht, — da fallen die Gründe
gegen die Eignung der nichtbeamteten Ärzte in sich zusammen.

Ich möchte hier übrigens darauf hinweisen, daß die von Teleky
so herb beurteilten Auskünfte zweier Zinkhütten, bei ihnen seien
keine Bleierkrankungen aufgetreten, nicht von den betreffenden Ärzten
erteilt worden sind, sondern von den Hüttenverwaltungen. Und auch
ein Amtsarzt (Kreisarzt Dr. Lewinsky-Mansfeld) berichtet: „Bleikoliken, Lähmungserscheinungen, Symptome des Zentralnervensystems
und andere bei Bleiintoxikation auftretende Erscheinungen wurden nicht
beobachtet". Hätte dieser Herr seine negativen Ergebnisse selbst
in schroffer Kürze mitgeteilt, — ich würde daraus noch nicht den
Schluß zu ziehen wagen, daß auch den Amtsärzten „die Fähigkeit
oder der Wille, Bleikrankheit zu diagnostizieren" abgehe.

Wenn andererseits ein ärztlicher Gewerbeinspektor den Standpunkt
einnimmt, man könne sich von den Untersuchungen durch die ortsansässigen Ärzte nichts versprechen, da diese doch nur sehr flüchtig
prüfen und den „stereotypen" Eintrag machen würden, „alle Arbeiter
gesund befunden", so darf man das dem Streben dieses Herrn zugute
halten, dem beamteten Gewerbearzt einen größeren Wirkungskreis zu
erfechten. Sonst wäre die von ihm beliebte beleidigende Herabsetzung
nicht leicht sine ira zurückzuweisen. Es sollte Jeder sich von Ver-
allgemeinerungen fernhalten, da Gewissenhaftigkeit und Zuverlässigkeit
nicht ausschließlich bei Beamten vorkommen

Überhaupt ist es doch nur ein Wahn, zu glauben, daß ein Gesetz
und dessen Vollziehung durch Beamte nun alle noch bestehenden
Mißstände mit einem Schlage beseitigen könne.

Bei der ungeheuren Vielgestaltigkeit der Arbeitsformen und der
dadurch bedingten Verschiedenartigkeit der Gefahren kann ein Gesetz
nur Richtlinien bieten und gewisse Mindestforderungen aufstellen.
Der Aufsichtsbeamte wird den Unternehmer nur selten zwingen können,
über das gesetzliche Maß hinauszugehen. Viel ersprießlicher werden
hier die Anregungen des Untersuchungsarztes wirken können, der im

Vertrauensverhältnisse zum Unternehmer steht und gegebenenfalls Rücksichten auf die wirtschaftliche Leistungsfähigkeit des Werkes nimmt, soweit die ärztlichen Pflichten es erlauben. Wollte man den ganzen Arbeiterschutz nur Amtsärzten übertragen, so würden Jahre vergehen, bis das Gesetz wirksam werden könnte.

Auch die Amtsärzte bedürfen einer Ausbildung für diesen Teil ihrer Tätigkeit, ihre Stellen müßten erheblich vermehrt werden, denn es handelt sich bei der Arbeiterschutz-Gesetzgebung doch nicht nur um die Bleigefahr. Für die hiermit verknüpften gewaltigen Mehrausgaben an Gehältern ist die Notwendigkeit keineswegs erwiesen.

Gewiß hat der Staat, der die Gesetze zum Schutze der Arbeiter erläßt, daß Recht und die Pflicht, deren Durchführung zu überwachen (Rambousek). Dazu bedient er sich seiner Beamten. Und ich hielte es für sehr wünschenswert, daß sich unter diesen die Kenntnis der persönlichen Nachteile befestigte, die dem Aufsichtsarzte unter Umständen aus seiner Tätigkeit erwachsen. Hier sollten die Beamten eingreifen und denjenigen Ärzten eine taktvolle und tatkräftige Unterstützung gewähren, die derselben bedürfen. Wer weiß denn heutzutage nicht, daß ohne die entsprechenden hygienisch-technischen Einrichtungen die sorgfältigste ärztliche Überwachung fruchtlos bleiben muß. Auf deren Einführung hinzuwirken, ist und bleibt Sache der Gewerbeinspektoren. Ich finde den Gedankengang etwas komisch, deren Aufgaben mit jenen des Arztes verquicken zu wollen und dann aus der Überlegung heraus, daß dieses nicht durchführbar ist, zu dem Schlusse zu gelangen, das bisherige Arztsystem sei ungeeignet.

Der mit der Oberaufsicht beauftragte Beamte wird vielleicht auch einmal in die Lage kommen, den einen oder anderen Arzt als ungeeignet zur Fortführung der Untersuchungen bezeichnen zu müssen. Bei einem beamteten Arzte freilich wäre diese Maßregel nicht ausführbar, und das spricht auch nicht dafür, daß das Heil allein von den Amtsärzten zu erwarten sei. Wir wollen doch die beamteten den nicht beamteten Ärzten nicht gegenüberstellen wie Ormuzd und Ahriman. Es gibt auf beiden Seiten Licht und Schatten.

Der Staat wird für die Durchführung seiner sozialen Gesetzgebung der Mitwirkung der Ärzte nicht entraten können. Sache der Zukunft ist es, den Ärztestand, der — wenigstens in Deutschland — mehr und mehr zu einer öffentlich-rechtlichen Stellung aufrückt, auch auf dem Gebiete der staatlichen Arbeiterfürsorge zu seinen neuen Aufgaben heranzubilden. An aufopferungsvoller und freudiger Mitarbeit wird er es, wie auf anderen Gebieten der sozialen Betätigung, so auch hier nicht fehlen lassen.

Über die Prophylaxe der gewerblichen Bleivergiftung, im besonderen ihre Frühdiagnose.

Von

Prof. Dr. P. Schmidt, Halle a. S.

Dem Ansuchen des Instituts für Gewerbehygiene in Frankfurt a. M., ein Referat über die Ergebnisse der erwähnten Umfrage zu übernehmen, habe ich gern entsprochen. Die Idee einer solchen Umfrage im Anschluß an den Telekyschen Vortrag ist zweifellos äußerst glücklich, weil, wie auch Gerbis hervorhebt, eine Fülle von Erfahrungen unserer Praktiker der Allgemeinheit zugänglich werden, die man vergeblich in der Literatur sucht.

An die Frage nach der „Möglichkeit einer Frühdiagnose der Bleikrankheit" knüpft sich eine andere, hier nicht direkt proponierte, zwanglos ganz von selbst an: wie verhält sich der Revisionsarzt praktisch dem Arbeiter gegenüber, bei dem eine Frühdiagnose gestellt wurde? Jakob hat zweifellos bis zu einem gewissen Grade recht, wenn er betont, daß die Entscheidung über die Suspendierung des Arbeiters von der Arbeit „nicht mit Hilfe noch so verfeinerter wissenschaftlicher Untersuchungsmethoden" zu treffen ist, sondern eine Sache der Erfahrung ist. Darauf wird später noch näher einzugehen sein. Auch darin stimme ich Jakob bei, daß „Bleiaufnahme und Bleivergiftung noch nicht identisch sind mit Bleierkrankung," wenn man unter Vergiftung auch schon die allerersten pathologisch-histologischen Veränderungen verstehen will und unter Bleierkrankung die ersten subjektiven Symptome des Betroffenen. In richtiger Würdigung der Sachlage haben denn auch die meisten Kollegen außer der Frage der Frühdiagnose die Suspendierung von der Arbeit und selbst die einer eventuellen Entschädigung mit diskutiert.

Ein Faktor fundamentaler Bedeutung ist m. E. bei der ganzen Frage die Tauglichkeit des Revisionsarztes selbst für diesen besonderen Zweck, und ich möchte es Holtzmann zum Verdienst anrechnen, daß er auf die Aufgabe einer besonderen Ausbildung der künftigen Fabrikärzte und Amtsärzte in diesen Krankheiten dringlichst hinweist. Für mich ist es klar, daß der approbierte Kollege auch nach Absolvierung seines praktischen Jahres, selbst wenn er sein Examen mit einer guten Note bestand, noch nicht zum Fabrikarzte im Bleigewerbe taugt, ebensowenig wie ein älterer Kollege, wenn er nicht zufällig an seinem Orte reichlich Gelegenheit zum

Studium der Bleivergiftung hatte. Die Vorbereitungen auf die Diagnose und Therapie der Gewerbekrankheiten, im besonderen auf die Bleivergiftung, für die Zwecke der Tätigkeit als Fabrikarzt zu treffen, ist allerdings noch immer mit Schwierigkeiten verknüpft. Der erste Anfang dazu, der im Frankfurter Institut für Gewerbehygiene gemacht ist, sollte baldigst nach Art der Mailänder Klinik für Arbeiterkrankheiten ausgebaut werden, damit auch eine praktische Betätigung auf dem Gebiete in weitestem Umfange ermöglicht wird. Eine solche Klinik für Arbeiterkrankheiten, verbunden mit wissenschaftlichem Institut, könnte erst voll und ganz den Zweck des Unterrichts ausfüllen. Aufgabe solch eines Unterrichtsinstituts wäre es, nicht nur theoretischen und praktischen Unterricht über die Krankheiten zu erteilen, die Krankheitsbilder vorzuführen, sondern das Studium aller einschlägigen technischen und chemischen Fragen zu ermöglichen, wie es ja tatsächlich im Frankfurter Institut für Gewerbehygiene schon geschieht, mit einem Worte, dem angehenden Fabrikarzte ein möglichst umfassendes Bild aller wichtigen Arbeiterkrankheiten zu geben, unter denen die Bleivergiftung naturgemäß eine besonders große Rolle zu spielen hat. Es versteht sich ganz von selbst, daß eine solche Klinik für Arbeiterkrankheiten ihre Stätte nur in einem großen Industriezentrum finden kann, wo die Zuführung interessanter Fälle nicht zu hohe Kosten verursacht. Für eine solche Unterrichtsanstalt wären m. E., bei dem großen Interesse unserer Reichsbehörden am Wohle unserer Arbeiterschaft, Reichszuschüsse unschwer zu erlangen. Auch durch Abgabe von Obergutachten in allen einschlägigen Fragen könnte sich ein solches Institut nützlich machen.

Ob es eines besonderen Examens bedürfen würde, ehe jemand als Fabrikarzt zugelassen würde, sei dahingestellt. Fürs erste wäre sicherlich genug erreicht, wenn wenigstens besondere Unterrichtskurse gefordert würden. Auch darin möchte ich Holtzmann beipflichten, daß die Stellung des Arztes, ob privater Fabrikarzt oder ärztliches Mitglied der Gewerbeaufsicht, erst in zweiter Linie in Betracht kommt. M. E. spricht vieles für Anstellung von privaten Fabrikärzten, in deren Händen Diagnose und Behandlung zugleich liegen müssen. Es scheint mir nicht zweifelhaft zu sein, daß es einem Fabrikarzt, falls er es nicht gerade zu sehr im Nebenamte ist, und falls er eine geeignete Persönlichkeit ist, leichter wird, das Vertrauen der Fabrikleitung und der Arbeiterschaft zu erwerben als einem Amtsarzte. Ohne das verständnisvolle Entgegenkommen der Fabrikleitung ist schlechterdings ebensowenig zu erreichen, wie ohne das persönliche Zutrauen der Arbeiterschaft. Das sind Imponderabilien von allergrößter Bedeutung für den wirklichen Erfolg. Es versteht sich von selbst, daß sich der Staat des Aufsichtsrechts über die sanitären Verhältnisse solcher Werke nicht begeben kann, und daß diese Aufsicht wiederum von besonders geschulten Amtsärzten zu üben ist, die eine gleiche Ausbildung wie die Fabrikärzte genossen haben. Zur Zentralisierung aller dieser Bestrebungen, zur wissenschaftlichen und auch

verwaltungstechnischen Verwertung aller Erfahrungen halte ich die
Institution eines Landesgewerbearztes für äußerst segensreich. Wenn
zu irgendeiner Zeit eine solche Zentralstelle notwendig ist, so ist sie
es jetzt, wo wir im Anfang weiterer gesetzlicher Maßnahmen zur Bekämpfung gewerblicher Schädigungen der Arbeiterschaft stehen. Die
schon geschaffenen Stellen haben ihre Existenzberechtigung im voll-
sten Umfange erbracht. Niemand wäre außerdem besser geeignet,
an dem Unterricht der angehenden Fabrikärzte mitzuwirken, und
wäre es auch nur in beratender Weise, als solche Landesgewerbeärzte.
Ohne diese allgemeine Basis eines wohldurchdachten, allen
praktischen Zwecken angepaßten Unterrichts ist m. E. jede
künftige gesetzgeberische Maßnahme Stückwerk. Universität
und Spezialunterricht müssen die Organe künftiger gesetzgeberischer
Maßnahmen erst schaffen, ehe neue Bestimmungen in die Praxis umgesetzt werden können. Es ist richtiger und sparsamer, jetzt, wo noch
Material zum weiteren Ausbau der Gesetze zusammengetragen werden
muß, zuvor einen Stab zuverlässiger geschulter Leute heranzubilden,
als später der Gesamtheit des Volkes eventuell für die Behandlung
und Schadloshaltung hypochondrischer und nervöser Leute ungeheuere
Lasten jahraus jahrein aufzuerlegen.

Gegen eine Tauglichkeitsuntersuchung der einzustellenden Arbeiter
wird im allgemeinen in unserer Rundfrage nichts eingewendet. Nur
Isermayer zweifelt an dem erhofften Nutzen, da er eine Auslese
der Arbeiter durch die Direktionen, die die Bevölkerungskreise besser
kennen, für wirksamer halte. Isermayer geht von der Annahme
einer Familiendisposition für Bleivergiftung aus. Wenn eine solche
auch noch nicht bewiesen ist, so ist sie doch immerhin nicht unwahrscheinlich; man könnte vor allem an eine starke Empfindlichkeit des
Nervensystems denken, ferner an eine angeborene Schwäche der blutbildenden Organe. Vielleicht, daß auch die Kombination des Blei-
berufs mit der in einigen Familien so einheimischen Tuberkulose un-
günstig wirkt.

Für die Fabriken mit höchster Gefahrenklasse (um diesen Ausdruck schon hier zu gebrauchen) scheint mir eine Tauglichkeitsuntersuchung doch erwünscht, einmal, um die Arbeiter selbst, besonders
Neurotiker, Alkoholisten und Schwächliche, aber auch Fabrikherren
vor den Folgen der Bleikrankheit zu schützen.

Was speziell die Anämie anlangt, so möchte ich warnen,
die Diagnose lediglich nach dem Aussehen der Leute zu
stellen. Selbst das Aussehen der Schleimhäute täuscht. Es gibt
nur eine sichere Feststellung von Anämie, und das ist die mittels
Hämometrie, am besten mit dem Sahlischen Apparat. Wie wider-
standsfähig zeigen sich oft Leute auch dem Blei gegenüber mit einer
in ihrer Familie verbreiteten Blässe des Gesichts, die ihren Grund
vielmehr in nervösen Kontraktionszuständen der Hautgefäße als in
niederem Hämoglobingehalt hat. Ob Nervöse wirklich in höherem
Grade zu Bleivergiftung neigen als Nervengesunde, ist zurzeit aller-

dings nicht einwandfrei bewiesen. Ganz bestimmt aber neigen sie zur Bleihypochondrie. Wegen der relativen Unsicherheit der Tauglichkeitsuntersuchung würde ich diese für die Fabriken mit niedriger Gefahrenklasse nicht unbedingt für nötig halten. Von dem Tage an allerdings, wo Entschädigungen gewährt würden, müßten sie natürlich schon zum Selbstschutz der Arbeitgeber unbedingt stattfinden. Daß Alkoholisten von den Bleibetrieben fern zu halten sind, darüber herrscht völlige Übereinstimmung, wobei unentschieden bleibt, ob es sich um eine geringere Widerstandskraft oder aber um geringere Achtsamkeit der Alkoholiker bei der Arbeit oder aber um beides handelt. Ob es möglich ist, Frauen ganz allgemein vom Bleiberufe fernzuhalten, ist mir mehr als zweifelhaft, da es sich gerade in diesen Berufszweigen vielfach um leichtere Arbeitsleistungen handelt, die keine schwierige Erlernung erfordern und guten Lohn tragen. Die Gefahrengröße sollte auch hier ausschlaggebend sein. Zudem ist die Frage nach der deletären Wirkung des Bleies auf die Geschlechtsorgane und die Frucht noch nicht so spruchreif, daß man jetzt schon weitgehende gesetzgeberische Maßnahmen darauf begründen könnte.

In bezug auf die periodischen Untersuchungen der Arbeiter möchte ich mich auf den von Hübner vertretenen Standpunkt stellen, die Revision im allgemeinen alle vier Wochen vorzunehmen, immerhin mit der Befugnis, einzelne, besonders jüngere Arbeiter noch öfter zu kontrollieren. Für die Betriebe mit geringerer Gefahrenklasse (Druckereien, Schlossereien, Klempnereien usw.) würde die von Blum vorgeschlagene dreimonatliche Untersuchung völlig ausreichen. Abgesehen von der individuellen Empfindlichkeit ist zweifellos die täglich aufgenommene Menge Blei für die Schwere der Fälle und das Tempo der Ausbildung der Symptome mit maßgebend. Legge-London berichtet betreffs des Bleistaubes, daß bei weniger als 5 mg Blei pro 10 cbm Luft Encephalopathia und Lähmungen nie, Koliken nur selten passieren. Die geringste inhalierte Tagesmenge von Bleistaub, welche erst in Jahren chronische Vergiftungen erzeugt, wäre nach Legge mindestens 2 mg. Hübner, Pichler und Schenk meinen, wie mir scheint, mit Recht, daß die vereinzelten, ohne alle prämonitorischen Symptome einsetzenden schweren Bleivergiftungen auch mit wöchentlicher Revision nicht vermieden würden, wie übrigens auch der von Böttrich-Hagen berichtete Fall von Lähmung zeigt. Die Untersuchung wird zweckmäßig in einreihiger langer Front bei Tageslicht in einem hellen Zimmer ausgeführt; daneben ist es sicherlich von Vorteil, die Leute bei der Arbeit selbst zu beobachten, um bedenkliche Gewohnheiten sofort abstellen zu können (Schüler). Die Revision bietet gute Gelegenheit, die Leute über den Wert der Sauberkeit, besonders vor den Mahlzeiten, über die zweckmäßige Vermeidung von Staubwolken, die bei der Arbeit öfter entstehen, und über ähnliche schädliche Vorkommnisse aufzuklären. Doch ist Weidauers Warnung vor Übertreibungen der Gefahren durchaus am Platze, da sonst hypochondrische Vorstellungen geradezu provoziert werden.

Was die Technik der Untersuchung angeht, so möchte ich diejenige von Böttrich-Hagen besonders empfehlen. Er läßt die Hände in Dorsalflexion ausstrecken, Zunge und Zahnfleisch zeigen. Besonderheiten des Pulses, des Zahnfleisches, der Schleimhaut, der Haut geben zu weiterer Blut- und Urinuntersuchung Veranlassung. Die Revision auch auf Buchhalter, Ingenieure und alle Leute auszudehnen, hat gewiß in all den Fällen einen Zweck, wo die betreffenden Personen häufig in den Bleiräumen tätig sind.

Es sei an dieser Stelle nochmals auf die Bemerkungen Telekys, Carozzis und von Gerbis verwiesen, die eine Einteilung der Betriebe je nach der Gefahrenklasse vornehmen wollen. Nach Gerbis soll der Arzt diese Einteilung in verschiedene Gefahrenklassen selbst vornehmen. Mir scheint, daß eine derartige Maßnahme vor jeder weiteren gesetzlichen Regelung der Frage unbedingt nötig ist, mit der Möglichkeit, die Gefahrenklasse allerdings jederzeit zu ändern, falls in einer Fabrik wertvolle hygienische Neuerungen vorgenommen worden sind, z. B. bessere Ventilation, neue hygienisch arbeitende Maschinen usw. Es ist klar, daß bei der Festlegung und Änderung der Gefahrenklasse der Behörde eine ausschlaggebende Stellung einzuräumen ist. Vielleicht würde die Aussicht auf Erleichterung der Revision manche Fabrikleitung zu hygienischen Neueinrichtungen bewegen.

Bei der Frühdiagnose der Bleivergiftung wären zunächst die rein klinischen Symptome zu besprechen. Über die außerordentlichen Schwierigkeiten, die dabei auftreten können, ist keine Meinungsverschiedenheit, wenigstens soweit es sich um subjektive Angaben der Arbeiter handelt. Teleky, Schenk und Pichler messen den Antworten der Leute wenig Wert bei. Daß auf Grund völlig unklarer allgemeiner Symptome, wie Kopfschmerz, Appetitlosigkeit, Verstopfung, Leibschmerz, sog. „Koliken" heutzutage noch häufig die Diagnose Bleivergiftung in praxi gestellt wird, wenn es sich um einen Bleiarbeiter handelt, erhellt aus verschiedenen Mitteilungen Telekys, Schenks u. a., eine Tatsache übrigens, die jedem bekannt sein dürfte, der sich länger mit der Bleivergiftung praktisch beschäftigt hat. Ich persönlich möchte aus meiner eigenen Erfahrung hervorheben, daß über den Begriff „Kolik" außerordentliche Unklarheit nicht nur bei Patienten, sondern auch bei den Ärzten herrscht. Auch wenn die Beschreibung auf die Bleikolik paßt und wenn eine Unempfindlichkeit des Leibes bei Palpation vorhanden ist (Nägeli), bin ich noch äußerst skeptisch mit der Diagnose „Kolik". Es braucht kaum betont zu werden, daß das Symptomenbild der Bleikolik leicht überall nachzulesen ist. Auf Grund meiner Erfahrungen muß ich auf das entschiedenste dagegen protestieren, daß etwa in der Poliklinik oder Sprechstunde zunächst die Diagnose Bleivergiftung auf Grund der berichteten „Bleikolik" gestellt und dann nachgeprüft wird, in wie vielen von den so diagnostizierten Fällen Kolorit, Saum, basophile Körnung oder andere objektivere Symptome vorhanden sind, so daß also die sog. „Bleikolik" den Maßstab für die anderen objektiven Merkmale darstellen soll. Darüber später mehr. Ganz abgesehen von Simulationen und Dissimulationen hat man es so häufig in praxi mit „Bleihysterie" zu tun, aus der sich dann die „Begehrungsvorstellungen" (v. Strümpell) ganz von selbst ergeben.

Bei so unklaren Allgemeinsymptomen, wie die genannten sind, schreit die Diagnose geradezu nach einer Objektivierung. Diese ist m. E. bei der Inspektion der Leute auf Grund des Bleikolorits und des Saumes in vielen Fällen tatsächlich schon möglich. In anderen Fällen wird man zur Blutuntersuchung und Urinuntersuchung, eventuell sogar zum chemischen Nachweis von Blei in Fäzes und Urin seine Zuflucht nehmen müssen.

Das Bleikolorit ist zweifellos ein äußerst wertvolles Hilfsmittel zur raschen Auslese bleikranker Arbeiter. Ich möchte absichtlich die Bezeichnung „bleikrank" wählen, weil ich glaube, daß man mit der Bezeichnung Bleikolorit implizite auch den Ausdruck des momentanen Krankseins mittreffen will. Fahle Gesichtsfarbe und Subikterus der Skleren und Schleimhäute deuten schon auf Blutzerstörung hin; es liegt aber zweifellos in der Schlaffheit des Gesichtsausdrucks, in dem schlechten Tonus der mimischen Muskulatur etwas, das mit den anderen Symptomen zusammen das Kranksein, das Leiden zum Ausdruck bringt, ohne daß es dem Betreffenden immer schon klar zum Bewußtsein kommen müßte. Ich möchte glauben, daß in vielen Fällen der eigentlichen Erkrankung eine Zeit psychischer Depression und allgemeine Mattigkeit vorausgeht, Zustände, die wir mit dem Kolorit ebenfalls erkennen. Solche Dinge aus dem Gesicht frühzeitig herauszulesen, das ist allerdings besondere ärztliche Kunst. Teleky trifft mit seinen Ausführungen über das Kolorit und den Allgemeinhabitus hier offenbar das Richtige. Inwieweit allerdings bei der Mehrzahl der Ärzte mit solchem ärztlichen Können im Sinne Telekys zu rechnen ist, sei dahingestellt. Übung mag immerhin in der Verwertung des Kolorits manches gut machen, was die Anlage versagt hat. Es liegt also in dem Kolorit noch mehr als die Hindeutung auf die Bleiaufnahme und Bleiwirkung im anatomischen Sinne; es liegt der Hinweis darin, daß der Betreffende „leidet". Und damit ist eine Handhabe für die Suspendierung von der Arbeit gegeben, besonders wenn noch andere Symptome sich hinzugesellen. Allerdings ist für mich das eine sicher, daß es Bleiwirkungen und Bleierkrankungen auch ohne Bleikolorit gibt, und daß es Übergangsfälle von Kolorit gibt, deren Deutung auf große Schwierigkeiten stößt, wie Schenck hervorhebt. In solchen schwierigen Fällen gewinnen dann die anderen noch zu besprechenden objektiven Symptome an Bedeutung.

Das für die Praxis bei weitem wertvollste Frühsymptom der Bleianhäufung und Bleiwirkung ist der Bleisaum. Über seine Bedeutung für die Frühdiagnose überhaupt, im besonderen aber wenn er rasch entsteht, herrscht keine Meinungsverschiedenheit. Teleky faßt ihn, abgesehen von den Fällen sehr schneller Ausbildung, allerdings zunächst nur als einen Beweis der Anhäufung von Blei im Körper auf. Nach ihm entwickelt er sich durch die Ausscheidung von Bleiverbindungen aus den Blutgefäßen des Zahnfleisches und durch nachträgliche Ausfällung mit dem Schwefelwasserstoff der Zahnbeläge. Böttrich will den Saum unter der Voraussetzung guter Zahnpflege immer als ein Zeichen der Vergiftung bzw. Erkrankung deuten. Die Auffassung Telekys, daß die Zahnpflege ihn nur verzögern, aber nicht verhindern könne, oder daß größere Mengen Blei bei guter Zahnpflege nötig sind, um einen Saum in der gleichen Zeit hervorzubringen, entspricht zweifellos den Tatsachen, doch wird Böttrich insofern Recht behalten, als in praxi größere Mengen zirkulierenden Bleies oder längere Einwirkung geringerer Mengen mit größerer Wahrscheinlichkeit auch zu schwereren Läsionen führen müssen. Eine Beobachtung möchte ich hier vorwegnehmen, die mir von großer Bedeutung für die Auffassung des Saums im Sinne Telekys zu sein scheint. In allen Fällen, wo ich einen deutlich ausgeprägten Saum mit stärkeren oder geringeren Symptomen feststellen konnte, habe ich auch im Blute basophil gekörnte Blutkörperchen und im Urin vermehrtes Hämatoporphyrin nachweisen können. Das kann m. E. nur so gedeutet werden, daß das Blei auf dem Blutwege zum Zahnfleisch gelangt ist, im Blute Destruktionen hinterlassend. Doch ist mir der Modus der Sekretion aus den Kapillaren des Zahnfleisches und der Fällung als Bleisulfid im Gewebe um die Kapillarschlingen herum unwahrscheinlich, da dann ganz besonders die Dickdarmschleimhaut starke Pigmentierungen zeigen müßte; dies ist aber, wie mir von autoritativer pathologisch-anatomischer Seite versichert wird, durchaus nicht der Fall. Es bleibt also bloß noch der Ausweg anzunehmen, daß das Blei in der Hauptsache von den Speicheldrüsen ausgeschieden wird und an besonderen Prädilektionsstellen mechanisch angehäuft wird: an den Rändern des Zahnfleisches vorwiegend der Vorderzähne. Hier muß es naturgemäß dann auch stärker zur Resorption gelangen. Diese Auffassung nähert sich der von Niemann, der den Saum auf Grund zahlreicher Beobachtungen bei der Negenborner Massenvergiftung mit Brotmehl im wesentlichen durch mechanische lokale Anhäufung entstehen läßt. Die Wahrscheinlichkeit der Niemannschen Theorie ist nicht von der Hand zu weisen, vielleicht aber, daß beide Faktoren in wechselnder Stärke zusammenwirken: die vermehrte Zufuhr von außen und vermehrte Ausscheidung durch die Speicheldrüsen. Daß mit dieser Ausscheidung durch die Speicheldrüsen ein circulus vitiosus entsteht, ist klar.

Es erhellt, daß der Bleisaum keineswegs immer eine Erkrankung involviert, da die Blutschädigung noch nicht subjektiv fühlbar zu sein braucht. Selbst Anämien höheren Grades bleiben zuweilen ohne wesentliche subjektive Symptome. Man muß also Teleky beipflichten, wenn er von einem Arbeitsausschluß allein wegen Bleisaumes im allgemeinen warnt. **Es gehören zum Arbeitsausschluß sicherlich bei mäßigen anatomischen Läsionen noch Beschwerden oder Kolorit oder aber stärkere histologische Veränderungen, wenn Beschwerden fehlen.**

Daß das Fehlen des Saums noch nichts gegen bestehende Bleivergiftung beweist, ist nach obigem klar, da das Blei ja nicht in größerer Menge zu zirkulieren braucht und auch nicht in jedem Falle von den Speicheldrüsen ausgeschieden zu werden braucht. Ist doch hinlänglich bekannt, wie sehr auch die Ausscheidung durch die Nieren schwankt. **Immerhin sind die Fälle von ausgesprochener schwerer Vergiftung ohne Saum ganz zweifellos selten. Darin, daß, wie Weber meint, dem Saume bei jüngeren Arbeitern eine größere Bedeutung zukommt, als bei älteren, wird man ihm nur beipflichten können. Es spricht alles dafür, daß sich allmählich eine gewisse Resistenz der Gewebe gegen das Gift bei vielen Arbeitern einstellt.**

Die objektiven Symptome der basophilen Körnung und des vermehrten Hämatoporphyrins entstehen auf der gleichen Basis, nämlich auf der Basis vorausgegangener Hämolyse. Der Organismus beantwortet diese, wie ich in zahlreichen Arbeiten erwiesen habe, mit einer vermehrten Blutbildung; die neugebildeten Erythrozyten sind zum Teil gekörnt, so daß also die basophile Körnung ein Symptom der Regeneration des Blutes darstellt. Das bei der Hämolyse in Lösung gegangene Hämoglobin wird durch die Abwehrfermente des Körpers abgebaut (Abderhalden), eines dieser Abbauprodukte ist das eisenfreie Hämatoporphyrin. **Wenn nun beide, basophile Körnung und Hämatoporphyrin, auf der gleichen Basis entstehen, so ist damit noch nicht gesagt, daß sie immer parallel gehen müßten in ihrer Intensität, da die Abbaufermente für das Hämoglobin mit den regenerativen Kräften nichts zu tun haben.** Tatsache, zufällige Tatsache ist allerdings, daß sie meist zusammen vorkommen, im großen ganzen auch mit der gleichen Intensitätstendenz.

Was bedeuten also die beiden Symptome? Daß mit der größten Wahrscheinlichkeit ein Blutzerfall infolge der Bleianhäufung stattgefunden hat; je ausgesprochener die Hämolyse war, desto kräftiger auch im allgemeinen die Reaktion der hämatopoetischen Organe und der Abwehrfermente. Sie bedeuten also eine histologische Schädigung des Blutgewebes, nichts mehr und nichts minder zunächst, **immerhin schon etwas mehr als der Saum, der eine Läsion noch nicht beweist, nur wahrscheinlich macht.** Eine durch große Untersuchungsreihen erhärtete Tatsache ist es nun, daß diese Läsion des Blutes den meisten anderen Läsionen, auch denen der Nerven vorauseilt, das Hämatoporphyrin noch mehr als die basophile Körnung. Über die relative Spezifität der beiden Symptome brauche ich mich nicht zu äußern, ich verweise auf meinen im Zentralblatt für Gewerbehygiene veröffentlichten diesbezüglichen Vortrag*).

Was das Hämatoporphyrin anlangt, so möchte ich noch hinzufügen, daß es zwar ein feines Reagens auf Bleiwirkung ist, jedoch weniger spezifisch ist als die Basophilie, da es bei mehr Krankheitsprozessen auftritt als die Körnung (z. B. bei Gelenkrheumatismen, bei Herzfehlern infolge von Stauungserscheinungen usw.). Die gleiche Anschauung vertritt auch F. Curschmann auf Grund seiner eigenen praktischen Untersuchungen. Daß die Grenzwerte, die empirisch auf Grund sehr zahlreicher Untersuchungen an Gesunden und Kranken gewonnen sind, keine mathematischen Werte, sondern Approximativwerte sind, braucht wohl kaum betont zu werden, zumal auch ihre Bestimmung bei verschiedenen Untersuchern Schwankungen unterworfen ist.

Über das subjektive Befinden eines Arbeiters können die beiden Symptome also zunächst nichts aussagen. Doch konnte ich konstatieren, daß einem höheren Anstieg der Werte der Basophilie und des Hämatoporphyrins und einem Verharren auf solcher Höhe in mehreren Fällen eine wirkliche Erkrankung, einmal ein völliger Zusammenbruch folgte. Solche Fälle plötzlicher stärkerer Vermehrung der Basophilie und des Hämatoporphyrins ganz besonders bei jungen Arbeitern scheinen mir auch ohne wesentliche Symptome Grund genug zur Suspendierung von der Arbeit. Geringe Werte ohne Symptome sind nicht viel anders zu taxieren als der Bleisaum; sie zeigen nur, daß man es mit einem gesunden Bleiträger zu tun hat. In Zweifelsfällen wird aber auch, falls genügend klinische Symptome vorhanden sind, schon ein geringer Befund ausschlaggebend sein müssen nach dem Grundsatz: in dubio pro aegroto. Es leuchtet ein, daß, je geringer die Zahl der gekörnten Elemente, eine desto geringere Beweiskraft ihnen zukommt, zumal sie ja auch bei Anämien infolge anderer Ursachen und selbst bei normalem Blute beobachtet werden. Deshalb habe ich die bekannte Grenzzahl aufgestellt (100 auf die Million roter Blutkörperchen); beim Hämatoporphyrin ist dieser Grenzwert 1:50. (Verfahren nach Garrod, Extinktionsmethode.) Ich möchte aber hinzufügen, daß, wie aus meiner Statistik hervorgeht, (Über Bleivergiftungen und ihre Erkennung: Archiv für Hygiene, 63. Band, 1. Heft) auch niedrigere Werte und Vermehrung der metachromatischen Elemente immer noch mit einer gewissen, wenn auch kleineren Wahrscheinlichkeit bei Bleiarbeitern für Bleiwirkung sprechen. Ganz besonders betonen will ich hier, daß in einer großen Zahl der Fälle, die hier untersucht wurden, die Diagnose „Bleivergiftung" überhaupt erst durch das Blutbild geklärt wurde,

---

*) P. Schmidt: Über die Bedeutung der Blutuntersuchung für die Diagnose der Bleivergiftung. Zentralblatt für Gewerbehygiene 1914, Januarheft.

worunter sich auch forensische Fälle befanden, und ich darf noch hinzufügen, daß eine große Anzahl von Kollegen, die viele Bleiarbeiter in ihrer Sprechstunde sehen, die Blutuntersuchung nicht mehr missen möchten. Das gilt, glaube ich, besonders für alle Verhältnisse, wo die Bleihysterie und Bleihypochondrie einen breiten Raum einnehmen.

Da zeitliche Schwankungen in der Zahl der gekörnten roten Blutkörperchen konstatiert werden, empfiehlt es sich übrigens, bei negativem oder sehr niederem Ausfall der ersten Untersuchung eine zweite in etwa 2—3 Wochen folgen zu lassen, bevor man sein Urteil abgibt. Es scheint nicht unnütz, nochmals zu betonen, daß man zur Beurteilung des Wertes der basophilen Körnung und auch des Hämatoporphyrins entschieden nur ein absolut objektives Merkmal heranziehen darf, wie es m. E. ein deutlicher Bleisaum darstellt. Die bloße klinische Diagnose von Bleivergiftung auf Grund subjektiver Symptome und Angaben lehne ich als Vergleichsmaßstab für die basophile Körnung und für das Hämatoporphyrin entschieden ab.

Ich bin also durchaus mit Teleky und Gerbis der Meinung, daß man die basophile Körnung nicht überschätzen soll, ganz besonders in bezug auf die Frage des Arbeitsausschlusses, und pflichte Gerbis bei, wenn er sagt „weder Saum noch Blut, noch Urin vermögen ärztliches Können zu ersetzen, sondern nur zu stützen", ebenso Teleky, wenn er die Diagnose möglichst auf Grund des klinischen Gesamtbildes, nicht eines einzelnen Symptoms stellen will, ganz besonders dann, wenn er unter Diagnose nicht nur die anatomische Läsion, sondern die von der Arbeit ausschließende Bleierkrankung meint. Im obigen Sinne haben sich denn auch eine ganze Reihe von Kollegen über die Bewertung der Basophilie und des Hämatoporphyrins zustimmend geäußert: außer Teleky Curschmann, Böttrich, Schenk, Schueler, Frey, Carozzi.

Teleky wirft die Frage auf: wie häufig ist das Blut negativ, wo einwandfreie Bleivergiftung vorliegt? Ich kann mich hier auf 38 Fälle beziehen, die außer den klinischen Symptomen deutlichen Saum zeigten und die ich selbst hämatologisch verfolgt habe. Diese Fälle hatten alle ein positives Blutbild. Bezüglich der Voraussetzungen einer einwandfreien Färbetechnik verweise ich auf meine Arbeiten. Daß größere Übung im Ausstreichen, Färben und Mikroskopieren auch mehr positive Fälle liefern muß, liegt auf der Hand. Aber diese Übung kann sich mit einiger Geduld und bei richtiger Unterweisung jeder aneignen. Ist dieses Ziel erreicht, so eignet sich die Blutuntersuchung am meisten für Massenuntersuchungen, entschieden mehr als Untersuchung des Urins; immerhin sei diese, soweit es die Umstände gestatten, hiermit dringend anempfohlen.

In einem Punkte muß ich Teleky widersprechen. Er sagt: „keine oder nur ganz geringe Bedeutung kann man dem Fehlen der punktierten Erythrozyten beimessen." Ich halte durchaus für möglich, daß das Blutbild, besonders bei sehr leichten Fällen der Bleikrankheit auch gelegentlich mal fehlen kann. Die Biologie kennt wenig Gesetze und Methoden, die mit mathematischer Sicherheit und Zuverlässigkeit arbeiten. Aber ich muß auf Grund meiner zahlreichen Erfahrungen in Leipzig doch entschieden behaupten, daß die chronischen Bleivergiftungen mit negativem Blutbilde bei exakter Technik und vorgeschrittener Übung nur die Ausnahme sein können. Solche Ausnahmen können den objektiven Wert der Basophilie für die Diagnose der Bleiwirkung nicht herabsetzen. Wer wollte die Wassermannsche Reaktion schmähen, da sie ab und zu auch bei sicherer Lues negativ ausfällt? Ein völlig negativer Blutbefund spricht nach meiner Überzeugung durchaus gegen eine bestehende chronische Bleiwirkung, ebenso wie ein negativer Hämatoporphyrinbefund. Wir müssen uns gewöhnen, daran zu denken, daß unsere Diagnosenstellung immer nur mit einer gewissen Wahrscheinlichkeitsgröße erfolgt, die bei völlig negativem Blutbilde allerdings weit weniger gegen die Vergiftung spricht, als im positiven Falle dafür.

Nicht höher, sondern eher geringer als die letztgenannten Symptome anzuschlagen, ist auch der Wert des chemischen Nachweises von Blei im Urin und in den Fäzes, zumal in vielen Fällen mit nicht resorbiertem Blei zu rechnen sein dürfte; von der außerordentlichen Umständlichkeit des chemischen Verfahrens ganz zu schweigen.

Der Wert der anderen objektiven Symptome der Bleivergiftung, wie Blutdruckerhöhung, Tremor, Streckerparesen, tritt zweifellos gegenüber unseren vier Kardinalsymptomen in den Hintergrund, worin die meisten Gutachter übereinstimmen. Der Blutdruck kommt für die Frühdiagnose nach Teleky, Gerbis, Curschmann, Böttrich, Hille und Koelsch kaum in Betracht, der Tremor saturninus, fein und schnellschlägig, gibt leicht zu Verwechselungen Anlaß, wenn er auch oft genug als Frühsymptom auftritt. Er wird häufig durch andere Ursachen, Alkoholismus, nervöse Leiden, schwere Muskelarbeit hervorgerufen. Rheumatische Beschwerden können wohl auch als Frühsymptom auftreten, sind aber, weil rein subjektiver Natur, noch unzuverlässiger als der Tremor saturninus. Gingivitis entbehrt nach Teleky, Hübner und Koelsch ganz der Spezifität. Ich selbst möchte mit Koelsch immerhin für möglich halten, daß sie bei Bleiarbeitern etwas häufiger als bei anderen Arbeitern auftritt, möchte dem Symptom aber jede diagnostische Bedeutung als Frühsymptom absprechen.

Zweifellos höher sind nach den Erfahrungen Telekys, Curschmanns und Hilles die Streckerparesen anzuschlagen. Curschmann sah in 22% aller Bleikranken Schwäche der Arbeitshand bei Überextension. Auch Böttrich empfiehlt bei der Revision auf solche Schwächezustände zu achten. Über Encephalopathia und Bleigicht braucht hier, weil sie entschieden Spätsymptome darstellen, nicht gesprochen zu werden. Die Encephalopathia ist, Gott sei Dank, obendrein ein äußerst seltenes Vorkommnis geworden; Hübner sah sie in 16 Jahren nur einige wenige Male. Bei den Nierenveränderungen ist

praktisch zwischen Schrumpfniere und akuter parenchymatöser Nephritis
zu unterscheiden, Mit Recht betont Hübner, daß man die Leute
mit irreparablen chronischen Veränderungen nicht noch durch Arbeitsausschluß wirtschaftlich schädigen soll. Unter diesem Gesichtswinkel
sind m. E. auch leichtere Paresen zu betrachten.

Das führt uns zur Diskussion der praktischen Folgerungen aus
unseren Feststellungen. Als Resumé sei hier kurz wiederholt, daß als
die wertvollsten vier Kardinalsymptome auf alle Fälle zu gelten haben:
1. Bleikolorit,
2. Bleisaum,
3. Basophilie,
4. Hämatoporphyrin,
von denen das Bleikolorit, wenn der Begriff in meinem Sinne auch
als Ausdruck des Leidens definiert wird, ganz besondere Bedeutung
für den Arbeitsausschluß hat. Schnelle Zunahme des Saums, der
Basophilie und des Hämatoporphyrins sind gleichfalls als ungünstige
Symptome aufzufassen, die Grund zur Arbeitsausschließung geben
können.

Auf der anderen Seite dagegen ist m. E. die Diagnose „Bleivergiftung" unbedingt fallen zu lassen, wenn alle vier Kardinalsymptome gleichzeitig fehlen. Diese Regel müßte für alle Fälle
mit Hysterie und Simulationsverdacht und vor allem für richterliche
Feststellungen Geltung bekommen. Ich bin überzeugt, daß bei diesem
Verfahren Fehlgriffe zu den größten Seltenheiten gehören würden und
halte diesen Weg für den einzig gangbaren, allmählich zu klaren
Statistiken der Bleivergiftung zu gelangen. Eine solche einheitliche
Regelung ist auch im Interesse künftiger gesetzlicher Maßnahmen
dringend geboten, selbst wenn der eine oder andere Fall der Untersuchung entgehen sollte. Das wird sowieso stets passieren.

Ich möchte weiter wiederholen, daß ich im Sinne Telekys und
Gerbis geringe Werte von Basophilie und Hämatoporphyrin ohne
wesentliche klinische Symptome keineswegs für ausreichend zum Arbeitsausschluß erachte. Welche Höhe des Befunds als bedenklich
anzusehen ist, ist noch unklar. Mir scheinen die Werte über
1000 pro Million zu liegen, bei Hämatoporphyrin über 1:100, wohin-
gegen die bloße Bleiwirkung bei Basophilie schon bei Wert 100 pro
Million, bei Hämatoporphyrin 1:50 anzunehmen ist.

Ob unsere Fabrikärzte diese Untersuchungen auf Basophilie und
Hämatoporphyrin selbst auszuführen die Zeit haben, oder ob man sie
in besonderen Instituten und Laboratorien zentralisieren soll, sei noch
dahingestellt. Schenk entscheidet sich für den letzteren Weg. In
Leipzig hat sich derselbe jedenfalls auf das beste bewährt.

Im übrigen hat Schenk in bezug auf Arbeitsausschluß Recht,
wenn er sagt, die besondere Kunst liege darin, die Leute wegen ihrer
wirtschaftlichen Schädigung nicht unnütz früh, aber auch nicht zu
spät von der Arbeit zu suspendieren. Ich denke, daß bei dieser
wichtigen Frage unter voller Würdigung des Gesamteindrucks unsere

vier Kardinalsymptome sich äußerst nützlich erweisen werden. Daß dem persönlichen Dafürhalten des Revisionsarztes immerhin ein gewisser Spielraum zu lassen ist, scheint mir unumgänglich notwendig zu sein. Das ist zweifellos mit Rücksicht auf die wirtschaftliche Leistungsfähigkeit mancher kleiner Werke erwünscht, wie Schenk betont, wenigstens solange nicht eine einheitliche gesetzliche Regelung vorliegt. Es braucht kaum gesagt zu werden, daß allzu große Schärfe der Aufsicht leicht schädliche Folgen in bezug auf die Konkurrenzfähigkeit der Werke nach sich ziehen könnte.

Der Vorschlag von Koelsch, zur Verhütung schwerer Fälle von Bleivergiftung öfteren Arbeitswechsel unter Garantieleistung für die Lohndifferenz durch Versicherung zu bewilligen, ist durchaus beherzigenswert. Nur müßte solche Entschädigung ausschließlich auf Grund der objektiven Kardinalsymptome basiert sein.

Für Bleihysterische und Bleisimulanten sind unsere Versicherungen ganz gewiß nicht da, schon mit Rücksicht auf diejenigen, die wirklich krank sind und ausgiebiger Hilfe dringend bedürfen. —

Die völlige Gleichstellung der Bleivergiftung mit Unfall (wie sie in der Schweiz und England geübt wird), wäre m. E. mit großer Vorsicht und Garantie für den Ausschluß Unberechtigter wohl durchführbar, wenigstens für die tieferen Schädigungen, wie Lähmungen, schwere Kachexien und Anämien, schwere Gicht und chronische Nierenleiden, falls ihr Zusammenhang mit der Bleivergiftung sichergestellt ist.

Vielleicht ist für die Ausheilung der leichteren Fälle mit erhaltener Arbeitsfähigkeit und der gesunden Bleiträger mit tieferen Läsionen des Blutes auch vom Ausbau des Arbeitsnachweises etwas zu erhoffen. Der idealste und zuverlässigste Weg zur Eliminierung des Bleies aus dem Körper in solch klinisch leichten Fällen scheint mir kräftige körperliche Durcharbeitung in freier frischer Luft zu sein. Zur Ausscheidung gehört eine gute Zirkulation des Blutes und der Lymphe, die durch körperliche Arbeit in gesunder Luft gewährleistet wird. Dort, wo die Arbeiter ein eigenes Feld oder das ihres oder eines anderen Arbeitgebers in den Pausen der Bleiarbeit bearbeiten können, wären die Leute sicherlich am besten daran. Solche körperliche Durcharbeitung ist für die Ausheilung aller Vergiftungen, aber im besonderen der Bleivergiftung meiner Überzeugung nach mehr wert als ein Kuraufenthalt mit körperlichem Nichtstun. Man könnte sich vorstellen, daß es bei einem amtlichen Ausbau des Arbeitsnachweises nicht schwer fallen könnte, jedem Bleiarbeiter schon in seiner Nähe eine solche Arbeitsgelegenheit im Freien zu ermöglichen, für den Ausgleich der eventuellen Lohndifferenz hätte der Staat oder aber die Berufsgenossenschaft bei gelernten Arbeitern Sorge zu tragen. Es wäre m. E. eine billige Forderung, daß besonders Werke in hoher Gefahrenklasse für die Arbeiter einen nach ihrem Jahresreinertrag bemessenen Beitrag zu steuern hätten. Auch aus solchen Erwägungen heraus sind die neuen Bestrebungen, unsere Arbeiter bodenständig zu machen, ihnen eine Sorge für ein eigenes Heim mit Garten und Acker zu geben, mit großer Freude zu begrüßen.

Wenn man die Ergebnisse der Umfrage nochmals überblickt, kann man dem Frankfurter Institut für Gewerbehygiene für seine Anregung und das Erreichte nur dankbar sein; sind doch dabei eine Reihe von Fragen geklärt oder dem Verständnis näher gebracht worden, die kaum auf einem anderen Wege hätten in solcher Einmütigkeit beantwortet werden können.

Der ganz besondere Wert des Erfolges liegt darin, daß die Aufgaben, von unseren Praktikern im täglichen Leben empfunden, den wirklichen täglichen Bedürfnissen entsprechend, hier diskutiert worden sind; daß dabei gleichzeitig auch behördliche Vertreter unseres Standes und Vertreter der Wissenschaft Gehör gefunden haben, ist der Sache sicherlich nicht zum Schaden gereicht.

Mögen die Resultate der Umfrage dazu beitragen, die Erfolge, welche durch gesetzgeberische Tätigkeit und durch die aufopfernde Arbeit unserer Fabrikärzte bereits erzielt sind, noch zu mehren und vor allem die schweren Fälle von Bleivergiftung, die wie ein hartes Schicksal auf so mancher Arbeiterfamilie lasteten, zu verhüten oder doch auf das geringste Maß herabzudrücken, was derzeit nach menschlichem Wissen und Können erreichbar ist.

Schlußwort.

Von

Dr. **Ludwig** Teleky, Wien.

Zunächst sei festgestellt, daß, wie ich dies auch schon in meiner ersten Zusammenfassung über die Masse der Einzelgutachten erwähnen konnte, sich auch bei den Referenten eine erfreuliche Übereinstimmung inbetreff der Klinik und der Frühdiagnose ergeben hat. Insbesondere möchte ich hier noch auf die Ausführungen Prof. Schmidts verweisen, und hinzufügen, daß ich heute den basophilen Granulis eine größere Bedeutung beizumessen geneigt bin, als vor 2 Jahren und als vor $^1/_2$ Jahre. Ich glaube, daß die Zahl der Bleivergiftungen mit negativem Blutbefunde nicht so *groß ist,* wie es mir nach den von Goetzl gemeinsam mit mir angestellten Untersuchungen erschien. Es hat sich nämlich gezeigt, daß, wenn die Präparate nicht bald nach ihrer Herstellung gehärtet werden, die Zahl der punktierten Erythrozyten sich manchmal rasch verringert, so daß man in Präparaten, die 2 Wochen nach ihrer Herstellung gehärtet wurden, weniger punktierte Erythrozyten fand, als bei den von derselben Untersuchung desselben Individuum stammenden, aber unmittelbar nach ihrer Herstellung gehärteten und gefärbten. Deutlich zeigte sich uns das, als ich gelegentlich eines Besuches bei Schmidt in Leipzig einige von *ihm* frisch gestrichene Präparate nach Wien mitnahm und etwa 10—14 Tage später durch Dr. A. Goetzl durchsehen ließ und dann sie wieder zur Kontrolle an Schmidt zurücksandte. Schmidt und Goetzl fanden in den in Wien gehärteten Präparaten viel weniger punktierte Erythrozyten als Schmidt in den unmittelbar nach dem Streichen Gehärteten. Allerdings konnte diese Erscheinung bei mehreren anderen Fällen mit ähnlicher Versuchanordnung nicht als voll gesetzmäßig festgestellt werden.

Da Goetzl und ich nun bei unserer früheren Untersuchung auf dies Moment nicht geachtet und bei einer Anzahl von Präparaten die Härtung erst nach einiger Zeit vorgenommen hatten, erscheint der von uns angegebene Prozentsatz der negativen Befunde sicherlich zu hoch. Aber doch glaube ich nicht, daß negative Befunde bei sicherer Bleivergiftung so selten sind wie Schmidt anzunehmen geneigt ist; insbesondere möchte ich für die Praxis mit aller Entschiedenheit davor warnen, aus negativem Befunde bei positiven sonstigem klinischen Befund Schlüsse zu ziehen, kann doch ein Fehler in der Technik — vergleiche auch das von Frey über die Untersuchungen im Beuthener hygienischen Institut gesagte — negative Befunde vortäuschen. Je mehr sich die Zahl der punktierten Erythrozyten der von Schmidt angegebenen Grenze (4 punktierte Erythrozyten aus etwa 200 Gesichtsfeldern) nähert, um so leichter kann mangelhafte Technik oder ungenügende Geduld des Untersuchers negativen Befund vortäuschen.

Voll stimme ich mit Schmidt darin überein, daß bei Fehlen aller 4 Kardinalsymptome die Diagnose Bleivergiftung nicht gestellt werden darf, und daß mit dem Mißbrauch, die Diagnose Bleivergiftung allein auf die Anamnese oder auf rein subjektive Angaben hin zu stellen, aufgehört werden muß — dann werden auch die Fälle von Bleihypochondrie bald aufhören, die Schmidt mir allerdings etwas zu überschätzen scheint. Ich sah solche Fälle nur bei Buchdruckern, und auch Schmidt scheint (vgl. Zentralblatt 1914, I. Heft) in erster Linie dabei an die Buchdrucker zu denken. Hypochondern gegenüber, die unter den Angehörigen der graphischen Gewerbe so häufig, und Zweiflern an der Richtigkeit der Diagnose gegenüber — und welcher Fabrikant zweifelte nicht an dieser Diagnose, wenn sie bei einem seiner Arbeiter gestellt wird, oder wenigstens wenn sie häufiger gestellt wird! — ist der Blutbefund ein ganz außerordentlich überzeugendes Mittel.

Was den Bleisaum anbelangt, so erscheinen mir die Darlegungen Ruges, der schöne histologische Untersuchungen gemacht hat, beweisend und sind geeignet alle Erscheinungen zu erklären, so bestechend auch der Einwand Schmidts von der Dickdarmschleimhaut im ersten Augenblicke erscheint; aber in der Dickdarmschleimhaut, in der fortwährend rege Sekretions- und Absorptionsvorgänge vor sich gehen, kann wohl kaum eine länger dauernde Ablagerung irgendwelcher Substanzen stattfinden.

Von sonstigen klinischen Symptomen und ihrer Wertung sei nur nochmals betont, daß meiner Meinung noch auch leichte Paresen — außer vielleicht wenn sie schon mehrere (4—5) Jahre stationär sind, — ein unbedingter Ausschließungsgrund sein sollten. Nicht einverstanden könnte ich mich hingegen mit der Rückweisung Zahnkranker erklären; die Bleiaufnahme, die eventuell durch aufgelockerte Gingiva oder hohle Zähne erfolgen könnte, ist vollständig bedeutungslos gegenüber der Resorption von den Schleimhäuten des Verdauungs- und insbesondere Respirationstraktes.

Es ist hier wohl am Platz in Kürze auf eine vor kurzem erschienene Arbeit Naegelis (Ärztl. Sachverst. Ztg. 1914) einzugehen. Er stellt, wie aus seiner Arbeit hervorgeht, die Diagnose Bleivergiftung auch bei Fehlen der von Schmidt sogenannten 4 Kardinalsymptome allein auf das Vorhandensein „typischer" Kolik, — ein Vorgehen, das Schmidt in seinem Referate treffend gekennzeichnet hat. Einem weiteren rein subjektiven Symptom mißt er große Bedeutung bei: das Abdomen soll nach seiner Angabe bei der Bleikolik „völlig oder nahezu völlig unempfindlich gegen Druck" sein. Gewiß ist, daß Aggravanten

und Simulanten oft eine hochgradige Druckempfindlichkeit angeben —
aber eben so sicher ist es, und wird von mir seit Jahren beobachtet,
daß auch die verläßlichsten und eher dissimulierenden als simulierenden
Patienten in der überwiegenden Mehrzahl der Fälle deutliche Druckempfindlichkeit des Abdomens angeben, und zwar häufig ganz an
derselben Stelle, die auch bei Blinddarmentzündung als empfindlich
angegeben wird.

Auch dem Tremor, dessen Bedeutung Naegeli betont, kann ich
irgendwelchen diagnostischen Wert nicht beimessen — er unterscheidet
sich in nichts von dem Tremor der Alkoholiker und Neurastheniker.

Ich wollte die Besprechung der klinischen Symptome nicht schließen, ohne auf diese Ansichten Naegelis einzugehen, die, wenn sie
unwidersprochen geblieben wären, vielleicht von irgend einer Seite
mit einem Anschein von Berechtigung gegenüber dem durch die
Mitarbeit so vieler praktisch erfahrener Ärzte nun wohl genügend
klargestellten klinischen Bilde des Frühstadiums der Bleivergiftung
vorgebracht worden wären.

*

Nicht in soweit gehender, ich möchte fast sagen, fast vollständiger
Übereinstimmung wie in bezug auf die klinischen Symptome befinde
ich mich mit meinen Herren Korreferenten in bezug auf rein gewerbehygienische Fragen.

Ehe ich auf diese eingehe, sei gegenüber den Ausführungen
Rambouseks nochmals betont, daß über die Diagnosenstellung und
über das Prinzip der periodischen Untersuchung mit ihrer Konsequenz
— Ausschluß von Bleiarbeit — heute, wie man wohl sagen kann,
unter allen Sachverständigen Einigkeit herrscht.

Ich will es deshalb auch unterlassen, hier auf die Einwände, die
Rambousek in dem genannten Artikel vorbringt, näher einzugehen;
es erscheint mir überflüssig den Lesern dieses meines Schlußwortes
— die ja wohl zum größten Teil Ärzte von Bleibetrieben, Amtsärzte
und Gewerbehygieniker sein werden, — gegenüber zu erwähnen oder
gar ausführlicher darzulegen, daß das, was ich in bezug auf Ausschluß
von Arbeitern aus Bleibetrieben fordere, kein Novum, sondern heute
bereits durch eine ganze Reihe von Verordnungen festgesetzt ist. —

Vor allem möchte ich von den Ausführungen meines Herrn Korreferenten eine Äußerung Schmidts nicht unwidersprochen lassen.
Ich stimme zwar mit ihm vollkommen darin überein, daß dem persönlichen Dafürhalten des Revisionsarztes ein gewisser Spielraum zu
lassen ist — ich glaube aber, daß dieser Spielraum nie dazu benützt
werden darf, um im Interesse des Fabriksbetriebes die Ausschluß-
bestimmungen laxer zu handhaben. Der Untersuchungsarzt hat meiner
Meinung nach kein Recht, die Gesundheit eines Arbeiters im Interesse
des Unternehmens zu gefährden.

Auch in einem anderen Punkte, der allerdings nur zum Teil auf
gewerbehygienischem Gebiet liegt, stimme ich mit Schmidt nicht
überein.

Schmidt sieht die Frage nach der deletären Wirkung des Bleies auf die Geschlechtsorgane und die Frucht als noch nicht genügend spruchreif an, und meint, daß es unmöglich sei, die Frauen gänzlich vom Bleiberuf fernzuhalten.

Was die Wirkung des Bleies auf die Generationsfähigkeit der Frau anbelangt, so halte ich sie für vollkommen sichergestellt.

Als Beweis seien nur die folgenden Tabellen angeführt. Unter den Druckerei-Hilfsarbeiterinnen (Einlegerinnen, Auslegerinnen, Buchbinderei-hilfsarbeiterinnen) der Gremialkrankenkasse der Buchdrucker und Schriftgießer in Wien, die mit Blei überhaupt nicht in direkte Berührung kommen, kommen Bleivergiftungen nicht (oder äußerst selten — ich möchte da die Richtigkeit der Diagnosen bezweifeln) vor; unter den Gießereihilfsarbeiterinnen, von denen ein großer Teil damals noch das so gefährliche Abschleifen der auf Handgießmaschinen gegossenen Lettern zu besorgen hatte, — heute ist Frauen diese Arbeit verboten — waren Bleivergiftungen sehr häufig. In den Jahren 1904 bis 1906 kam nach der Krankenkassenstatistik eine Bleierkrankung auf 359,2 Druckereihilfsarbeiterinnen, hingegen eine auf 10,48 Gießereihilfsarbeiterinnen. Im Durchschnitt der Jahre 1896—1905 waren 1268 Druckereihilfsarbeiterinnen, 84,9 Gießereihilfsarbeiterinnen Mitglieder der Krankenkasse. Die Häufigkeit der Fehl- und Frühgeburten zeigt folgende Tabelle:

	Druckerei-hilfsarbeiterinnen	auf 1000 Arbeiterinnen	Gießerei-hilfsarbeiterinnen	auf 1000 Arbeiterinnen
Rechtzeitige Entbindungen	1322	104,2	62	73,0
Fehl- und Frühgeburten	127	10,0	26	30,6
Auf 100 Schwangerschaften kamen Fehl- und Frühgeburten	8,76		29,5	

Ich hatte in früheren Jahren Gelegenheit massenhaft Bleivergiftungen in einer Flaschenkapselfabrik zu beobachten, die heute assaniert ist. Die Vergiftungen betrafen in erster Linie die Poliererinnen. Die Fabrik beschäftigte durchschnittlich 28 Poliererinnen unter denen in den Jahren 1902—1904 zusammen 167 Erkrankungen an Bleivergiftung beobachtet wurden; unter den übrigen etwa 300 Arbeiterinnen der Fabrik wurden in den Jahren 1902—1904 zusammen 93 Bleierkrankungen ausgewiesen, — nach meinen Erfahrungen dürfte ein großer Teil der Diagnosen gerade bei diesen letzteren Arbeiterinnen falsch gewesen sein, — aber selbst die Richtigkeit vorausgesetzt ergibt, daß bei diesen Arbeiterinnen eine Erkrankung jährlich auf 10 Vollarbeiterinnen, bei den Poliererinnen hingegen jährlich 2 Erkrankungen auf eine Vollarbeiterin kamen.

Wie es sich mit der Häufigkeit der Fehl- und Frühgeburten verhielt, zeigt folgende Tabelle:

	1902—1904	
	Poliererinnen	Nicht-Poliererinnen
Rechtzeitige Entbindungen . . .	34	129
Fehl- und Frühgeburten . . .	15	20
Gebärmutterblutungen	2	12
Auf 100 Schwangerschaften kamen		
Fehl- und Frühgeburten . . .	30,6	13,4
Bei Einrechnung der Gebärmutter-		
blutungen als Fehlgeburten .	33,3	19,9

Bemerkt sei, daß ein Teil der Nicht-Poliererinnen viel schwerere körperliche Arbeit zu verrichten hatte, als die Poliererinnen, daß auch, wie dargelegt, unter den Nichtpoliererinnen Bleivergiftungen vorkamen. Auch fällt die sehr große Zahl der Entbindungen und Schwangerschaften unter den Poliererinnen auf. Diese ist darauf zurückzuführen, daß von den untergeordneten Organen der Fabrik Schwangere — deren Aufnahme der Chef im allgemeinen nicht wünschte — gerade in der Poliererei, die der Chef nur höchst selten besichtigte, eingestellt wurden. Da sich darunter auch Frauen in vorgeschrittener Schwangerschaft befanden, die zur Entbindung kamen, ehe das Blei noch seine Wirkung entfalten konnte, trägt dieser Umstand auch dazu bei, die Häufigkeit der Fehl- und Frühgeburtenzahl bei den Poliererinnen relativ kleiner erscheinen zu lassen. In ganz runden Zahlen berechnet — für exakte Berechnung fehlt uns die genaue Zahl der Vollarbeiterinnen — kommen in den drei Jahren auf jede Putzerin eine Entbindung, auf 5 Nichtputzerinnen 2 Entbindungen, auf je 2 Putzerinnen und je 10 Nichtputzerinnen ein Abortus, Frühgeburt oder Gebärmutterblutung.

Diese Zahlen — mögen sie auch nicht mathematisch genau sein — beweisen, neben vielen anderen Beobachtungen, wohl mit aller Klarheit die deletäre Wirkung des Bleies auf die Generationskraft der Frau.

Daß also ein Verbot der Frauenarbeit in allen Betrieben, und bei allen Verrichtungen, bei denen sie einer Bleigefahr ausgesetzt sind. notwendig ist, scheint mir festzustehen und bei der immer wachsenden Zahl von Verordnungen, die die Beschäftigung von Frauen in Bleibetrieben verbieten, ist wohl zu hoffen, daß in nicht allzu ferner Zeit Frauen von allen bleigefährlichen Arbeiten ausgeschlossen sein werden.

Was die Gefahrengröße in den einzelnen Betrieben anbelangt. so müßte man, um hier für die Praxis genügend verläßliches darlegen zu können, allzu sehr ins Detail eingehen. Im allgemeinen möchte ich folgendes sagen: Dem Blei, das durch Einatmen in die Mundhöhle und von hier in Lunge oder Magen gelangt, kommt im allgemeinen zum Zustandekommen der Bleivergiftung eine bei weitem größere Rolle zu als dem, das durch die beschmutzte Hand, beschmutzte Lebensmittel usw. in den Mund gelangt. Daher sind alle jene Berufe am gefährlichsten, in denen durch Verstaubung Blei in den Mund gelangt (vgl. auch Legge and Goadby, Lead poisoning and lead absorption)*). Je feiner verteilt das Blei ist, in umso leichter löslicher Verbindung es sich befindet, umso gefährdeter sind die Arbeiter. In feinster Verteilung findet sich Blei dort in der Atmungsluft, wo Blei verdampft, die Dämpfe werden an der Luft sofort kondensiert und es schwebt dann feinst verteiltes Bleisuboxyd oder Bleioxyd in der Luft. Ebenso ist feiner Bleiweißstaub, wie er außer in Bleiweißfabriken beim Trockenschleifen von Anstrichen entsteht, sehr gefährlich. Relativ sehr viel weniger gefährdet sind jene Arbeiter, die mit Staub von metallischem Blei, am wenigsten von allen Bleiarbeitern jene, die mit metallischen Blei in großen Massen, aber ohne daß Gelegenheit zur Staubentwicklung gegeben ist, zu tun haben, und jene, die mit praktisch kaum löslichen Bleiverbindungen (Bleisulfid) zu tun haben (Bleibergwerksarbeiter auf Bleiglanz). Selbstverständlich aber spielt neben der Qualität auch die Quantität des zur Einatmung (in die Mundhöhle) gelangenden Staubes eine große Rolle, und dieser Umstand macht es unmöglich, ohne ganz in die Details einzugehen, eine für den Praktiker wertvolle Reihenfolge, aufzustellen.

Was die Vorbildung des Untersuchungsarztes anbelangt, so sind Kurse und Lehrstätten, wie sie P. Schmidt vorschlägt, aufs wärmste zu begrüßen und dringendst zu wünschen; aber doch glaube ich, daß es demjenigen, der sich darum bemüht, auch ohne diese gelingen wird, sich in unser Sondergebiet bald einzuarbeiten (Gerbis).

Und nun kommen wir damit zu dem Punkte, der der umstrittenste ist, zu der Frage ob ein vom Unternehmer beauftragter (und eventuell außerdem noch von der Behörde genehmigter) Arzt oder ob ein behördliches Organ, ein Amtsarzt, die periodische Untersuchung durchführen soll.

Zunächst möchte ich da einiges tatsächliche klarstellen. Wenn Gerbis darauf hinweist, daß die Auskünfte über das Fehlen von Bleivergiftungen in zwei von mir in meinem Resumé erwähnten Zinkhütten nicht von den Ärzten, sondern von den Hütten erteilt wurden, so sei dem gegenüber darauf hingewiesen, daß die eine unter Namensnennung ihres Hüttenarztes angibt, daß derselbe „in 25 Jahren" keinen Krankheitsfall konstatieren konnte, der auf Bleivergiftung zurückzuführen war, während die andere einfach erklärt, daß bei ihr „niemals Bleivergiftungen festgestellt worden sind". — Wenn wir annehmen wollen, daß es die Zinkhüttenverwaltung ist, die die Sache so schön färbt — dann müssen wir wohl die Frage aufwerfen, wie mag die gesamte Stellung des Arztes mindestens in dem erstgenannten Hüttenbetrieb sein, wenn man mit seinem Namen so Mißbrauch treiben kann, und wie mag seinen Weisungen Folge getragen werden.

---

*) Eine von Dr. Teleky besorgte Übersetzung des Werks in die deutsche Sprache und Übertragung auf deutsche Verhältnisse wird im Rahmen der Schriften aus dem Gesamtgebiet der Gewerbehygiene erscheinen.

Institut für Gewerbehygiene.

Ganz entschieden muß ich aber den Kreisarzt Lewinsky-Mansfeld gegen die ihm gemachten Vorwürfe in Schutz nehmen. Er erklärt ausdrücklich, daß 54 von 142 im Jahre 1912 Untersuchten Bleisaum aufwiesen; er schildert, daß die Arbeit in der Bleihütte durchschnittlich 3—4 Wochen dauere, dann werden die Arbeiter etwa 6 Monate im bleifreien Betrieb verwendet; in einem anderen Teil des Betriebes ist ebenfalls Arbeitswechsel, nur dauert das bleifreie Intervall nicht so lange. Bei so durchgeführtem Arbeitswechsel ist es durchaus plausibel, daß Bleierkrankungen sehr selten vorkommen, und da nicht angegeben, wie lange der betreffende Kreisarzt bereits amtiert, so ist die Richtigkeit seiner Angaben nicht ohne weiteres von der Hand zu weisen.

Die Gegensätze sind aber in dieser Sache deshalb so scharfe und bei den von Gerbis „sine ira" abgegebenen Erklärungen klingt so deutlich der Zorn durch, weil die Verhältnisse, die beide Parteien stets vor Augen haben, die Gesichtspunkte, von denen aus sie die Dinge betrachten, verschieden sind.

Gerbis ist vollbeamteter oder fast vollbeamteter Fabriksarzt der chemischen Großindustrie. Daß ein solcher Fabriksarzt sich eingehende Kenntnisse gewerblicher Erkrankungen zu erwerben Gelegenheit und Muße hat, gebe ich gerne zu, und ebenso auch, daß derartige Betriebe bei den hohen Dividenden, die sie zahlen, den Anregungen des Fabriksarztes bis zu einem gewissen Grade entgegenkommen. Solche Betriebe mit solchen Fabriksärzten gibt es — wenn ich nicht irre — kaum ein Dutzend in Deutschland, und selbst unter diesem Dutzend mindestens einen Betrieb, dessen Einrichtungen sehr vieles zu wünschen übrig lassen.

Das System als solches gibt keinerlei Bürgschaft für gute gewerbehygienische Zustände und so sehr es willkommen ist, so sehr es nützlich sein kann und soviel es über das gesetzliche Mindestmaß hinaus für die Hygiene des Betriebes und die Gesundheit der Arbeiter zu leisten imstande ist, und soviel es auch tatsächlich in einzelnen Betrieben leisten mag — die Durchführung des gesetzlich festgelegten Minimums, zu dem auch die regelmäßig und periodische Untersuchung der Arbeiterschaft mit ihrer Konsequenz: Ausscheidung der von Bleierkrankung unmittelbar Bedrohten gehört, kann nur durch das Eingreifen behördlicher Organe garantiert werden, nicht durch einen Arzt, der als Angestellter des Fabrikbesitzers diesem Aufträge erteilen soll. Dieser Arzt soll eben — und das scheint Gerbis zu übersehen — den Ausschluß des bedrohten Arbeiters von der Bleiarbeit anordnen, nicht eine „Anregung" zu seinem Ausschluß geben.

Kann man wirklich erwarten, daß ein Arbeitgeber, der auf die „Anordnung" des Amtsarztes, weil — wie Gerbis ausführt — Druck Gegendruck erzeugt, den Arbeiter nicht mit bleifreier Arbeit beschäftigt, obwohl er es tun könnte — einer „Anregung" des ihm untergebenen Arztes Folge leisten werde?

Wenn von anderer Seite über die Betriebe der chemischen Großindustrie gesagt wird (Floret), daß der Fabriksarzt eine intime Kenntnis der Fabrikationsvorgänge habe, die sich durch gelegentliche Visiten und Besichtigungen nicht erwerben lasse, so ist diese intime Kenntnis für Bleibetriebe keineswegs so schwierig zu erwerben, wie für die Betriebe der chemischen Großindustrie, und auch in betreff der in der chemischen Großindustrie tätigen Bleiarbeiter keineswegs schwer zu erwerben, da fast alle Bleibetriebe und Bleiarbeiten — abgesehen von Details — dem geschulten Gewerbehygieniker bekannt sind, und hier, wie Floret selbst ausführt, auch der dem betreffenden Unternehmen ferner stehende Arzt eine wirksame sanitäre Kontrolle auszuüben vermag.

„Fabriksärzte" in dem oben erwähnten Sinne, und wie Floret, Curschmann sie schildern, aber kann es, wie rein finanzielle Erwägungen ergeben, nicht in Betrieben mit weniger als 1000 Arbeitern geben.

Ein Betrieb mit mehreren hundert Arbeitern wird nicht imstande sein, einen Arzt voll zu bezahlen und voll zu beschäftigen, auch dann nicht, wenn er zugleich Arzt der Betriebskrankenkasse ist. Der Arzt wird hier nur im Nebenamt Fabriksarzt sein. Sein Hauptinteresse wird sich der Privatpraxis zuwenden und der Arzt, der vielleicht als Anfänger mit großem Interesse und Eifer der Hygiene des Betriebes und der Arbeiter sich widmete, wird immer mehr von seinen außerhalb des Betriebes liegenden Pflichten und Interessen absorbiert werden — und dies um so mehr, je mehr er erkennt, daß er bei allem eigenen guten Willen nur soweit etwas gutes wirken kann, als der gute Willen des Betriebsinhabers oder -leiters reicht, daß er eben nur „Anregungen" geben kann.

Immerhin — auch diese Ärzte vermögen es, sich gründliche Kenntnisse zu erwerben und können — jenseits des gesetzlichen Minimums — unter Umständen ebenso nützlich wirken, wie die vollbeamteten Fabriksärzte. Denn der kleinere Betrieb erfordert ja auch weniger Arbeit. Ich glaube mit der Vermutung nicht fehl zu gehen, daß die Mehrzahl der eingelaufenen wertvollen Erörterungen von solchen Ärzten stammt.

Nun aber die Ärzte der kleinen Betriebe, die 200, 100 oder noch weniger Arbeiter beschäftigen. Das sind praktische Ärzte, die nur nebenbei als Fabriksärzte fungieren, die im Drange einer mehr oder weniger großen Privatpraxis auch die periodischen Untersuchungen vorzunehmen haben. Auch unter diesen Ärzten gibt es gewiß solche, die kenntnisreich und guten Willens sind — aber die große Masse derselben kümmert sich nicht um den Betrieb und seine Hygiene, hat einerseits nicht die gewerbehygienischen Vorkenntnisse um mitraten zu können, andererseits weder Auftrag noch Recht hier mitzureden; sie interessieren sich auch nicht für die klinischen Symptome der Bleivergiftung. Sie sind mit dem Unternehmer darin meist eines Sinnes, daß diese Untersuchung eine von den Behörden vorgeschriebene Formalität sei, der man mit möglichst geringer Störung der beiderseitigen Bequemlichkeit nachkommen müsse.

Dem herben Urteil, das Holtzmann hier fällt, wird jeder, der hier praktische Erfahrungen hat, im allgemeinen beistimmen müssen.

Hier kann meiner Meinung nach nur Wandel geschaffen werden, durch Beseitigung dieser Sorte „Fabriksärzte", durch Übertragung der Untersuchung an den Amtsarzt. Die heute von solchen Fabriksärzten in dieser Art vorgenommenen Untersuchungen aber ist die große Masse der überhaupt notwendigen Untersuchungen.

Ich glaube aber auch dargelegt zu haben, daß für die an Zahl ja viel geringeren vollbeamteten Fabriksärzte oder die Ärzte, die wenigstens im Hauptamt Fabriksärzte sind, sich zwar ein weites Tätigkeitsgebiet findet, daß die periodischen Untersuchungen aber Sache des Amtsarztes sind (vgl. Zentralblatt 1913, Nr. 7). Wenn heute noch in so vielen Bleibetrieben, für die periodische Untersuchungen behördlich vorgeschrieben sind, Bleikoliken, Lähmungen usw. in großer Zahl vorkommen, und zwar auch in großen Bleihütten und in der Bleiweißindustrie, so ist dies eben der beste Beweis dafür, daß die periodische Untersuchung der Arbeiter heute sehr häufig nicht in entsprechender Weise durchgeführt wird, daß der vollbeamtete, der halbbeamtete und der nebenamtliche Fabriksarzt in sehr vielen Fällen die Untersuchung nicht in entsprechender Weise durchführen. Bei exakt durchgeführten periodischen Untersuchungen könnten solche Formen der Bleivergiftung nur im höchst seltenen Ausnahmsfall vorkommen; daß die Zahl der Betriebe, in denen dies tatsächlich der Fall, so sehr gering, beweist, daß der Fehler nicht da und dort bei einem Untersuchungsarzt, sondern daß er im System liegt, in dem heute geübten System der periodischen Kontrolle durch einen vom Unternehmer angestellten Arzt, in dem System, das dem Arzte zumutet, gegen seinen Auftraggeber als Kontrollorgan aufzutreten. Mit diesem System muß gebrochen, die Untersuchung muß Amtsärzten übertragen werden.

Und im Anschluß an das oben gesagte über die vielen noch alljährlich verzeichneten Fälle von Bleivergiftung möchte ich noch darauf zurückkommen, was ich oben gesagt habe, daß Gerbis nicht nur stets andere, exceptionelle Verhältnisse vor Augen hat, sondern die Dinge auch von anderem Gesichtspunkte aus ansieht. Er und seine engeren Kollegen, die mitten in wirtschaftlich prosperierenden Betrieben stehen, sie sehen, was hier gebessert wurde, sie blicken zurück auf die Mühen, die sie gehabt haben, um Verbesserungen durchzusetzen und mit Befriedigung auf die Arbeit, die sie geleistet haben — und auch nach meiner Meinung ist tatsächlich gar vieles geleistet worden. Wir Nichtfabriksärzte, wir stehen etwas außerhalb — wir erkennen an, daß ein beträchtliches Stück Weges zurückgelegt wurde — wir sehen mit derselben Deutlichkeit aber auch das beträchtliche Stück Weges, das noch zurückgelegt werden muß, um zur Assanierung der Bleibetriebe zu gelangen, und zwar aller Bleibetriebe, nicht nur jener, bei denen günstige wirtschaftliche Verhältnisse oder kluge Einsicht der Leitenden zu einer entsprechenden Durchführung der Verordnungen und hygienischen Verbesserungen geführt haben.

Namenregister.

Springer-Verlag Berlin Heidelberg GmbH

Schriften
aus dem Gesamtgebiete der Gewerbehygiene

Herausgegeben vom

Institut für Gewerbehygiene in Frankfurt a. M.

Neue Folge

Heft 1: **Ärztliche Merkblätter über berufliche Vergiftungen.** Aufgestellt und veröffentlicht von der Konferenz der Fabrikärzte der deutschen chemischen Großindustrie. Mit 6 Textfiguren und 2 farbigen Tafeln. 1913 . . . . M. 1.80

Heft 2: **Die Bedeutung der Chromate für die Gesundheit der Arbeiter.** Kritische und experimentelle Untersuchungen von Professor Dr. K. B. Lehmann, Direktor des Hygienischen Instituts der Universität Würzburg. Mit 11 Textfiguren. 1914 M. 4.—

Heft 3: **Die Arbeiterkost nach Untersuchungen über die Ernährung Basler Arbeiter bei freigewählter Kost.** Von Dr. Alfred Gigon, Privatdozent für innere Medizin an der Universität Basel. 1914 . . . . M. 1.80

Heft 4: **Die Bekämpfung der Milzbrandgefahr in gewerblichen Betrieben.** Von Dr. O. Borgmann, Regierungs- und Gewerberat in Schleswig, und Dr. R. Fischer, Regierungs- und Gewerberat in Potsdam. 1914 . . . . M. 1.80

Zentralblatt für Gewerbehygiene und soziale Technik

Mit besonderer Berücksichtigung der

Unfallverhütung und Unfallheilkunde

(zugleich Fortsetzung der „Zeitschrift für Versicherungsmedizin“ und „Sozialtechnik“

Unter ständiger Mitarbeit hervorragender Fachleute
und im Auftrage des Instituts für Gewerbehygiene Frankfurt a. M.

Herausgegeben von

F. Curschmann, R. Fischer und E. Francke

Organ des Vereins Deutscher Gewerbeaufsichtsbeamten

Erscheint in monatlichen Heften. — Der Preis des Jahrgangs beträgt M. 18.—

Hierzu Teuerungszuschläge